Dr. med. Thomas Weiss

W0370355

südwest

LIPÖDEM & CELLULITE

Problemzonen
Symptome
Neueste Therapien

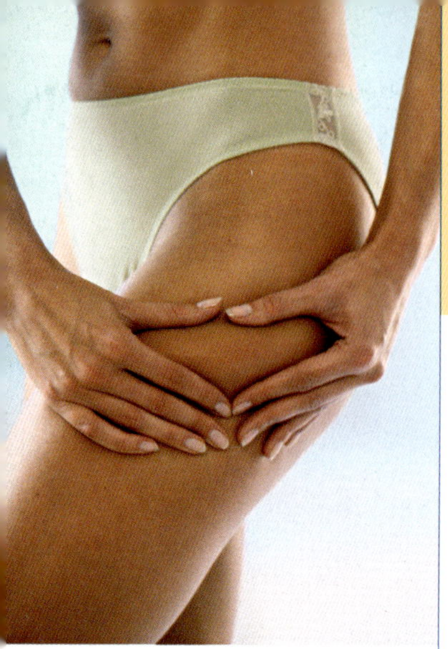

Bei den meisten Frauen wird sich beim so genannten Kneiftest ein verändertes Hautbild mit kleineren oder größeren Dellen zeigen. Dies hängt mit der Beschaffenheit der weiblichen Haut zusammen.

Inhalt

Das Lipödem tritt in verschiedenen Stadien auf. Es sind fast ausschließlich Frauen betroffen – vorwiegend in der unteren Hälfte des Körpers.

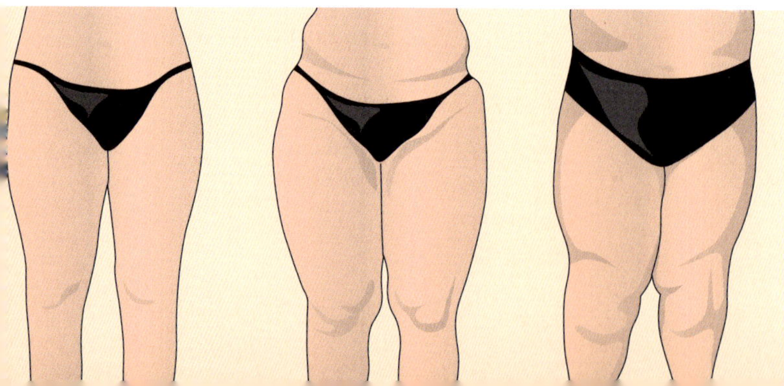

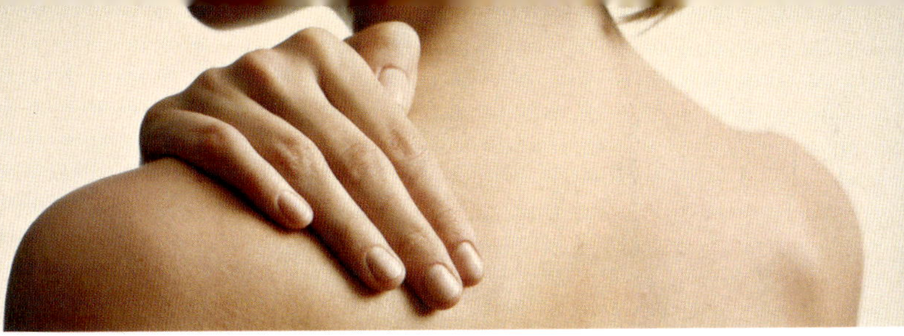

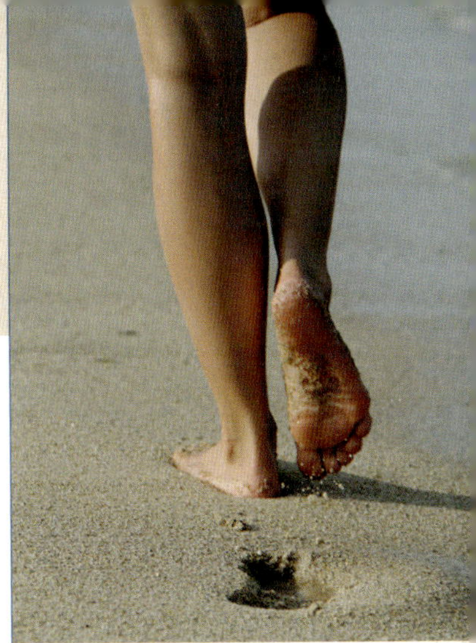

Die Gesundheit – und damit auch die Schönheit – unserer Beine hängt wesentlich von gut funktionierenden Venen und Lymphgefäßen ab (Bild oben). Lipödeme befinden sich häufig im Nackenbereich (Bild links).

Erkrankung oder rein kosmetisches Problem?

Die meisten Frauen trifft es irgendwann. War die Haut früher glatt und straff, wird sie nach einer Gewichtszunahme, nach einer Schwangerschaft, nach den Wechseljahren oder einfach »nur so« unregelmäßig, wellig und knotig. Die so genannte Orangenhaut taucht zuerst an Oberschenkeln und Hüften, dann an immer mehr Stellen des Körpers auf. Da helfen weder Salben und Cremes noch andere Wundermittel – sie verpuffen ohne Wirkung.

Ob die Cellulite eine Erkrankung darstellt, ist umstritten. Der Streit beginnt schon beim Namen. Die einen nennen das Phänomen Cellulite oder Cellulitis, andere sprechen von Orangenhaut. Ärzte bezeichnen die Beschwerden als Dermatopanniculosis deformans. Gemeint ist immer das Gleiche.

Stellt man die welligen oder knotigen Hautveränderungen als rein kosmetisches oder als reines Gewichtsproblem dar, wird man dem Leiden der betroffenen Frauen nicht gerecht.

In vielen Fällen, jedoch nicht immer, geht die Cellulite mit einem zweiten Krankheitsbild einher, das in der Medizin als Lipödem bezeichnet wird und Schwellung des Fettgewebes bedeutet. Es beginnt in der Regel bereits in jungen Jahren mit »dicken Beinen«. Kommt es zu einer Gewichtszunahme, bleibt der Oberkörper zwar schlank, dafür nehmen aber vor allem die Beine weiter an Umfang zu. Schreitet der Prozess fort, werden auch Oberarme und Oberkörper allmählich stärker. Abends leiden die Betroffenen unter Spannungen in der Haut, die Beine werden müde, schwer und stoßempfindlich. Selbst kleinste Verletzungen hinterlassen deutlich sichtbare blaue Flecken.

Rätselhaftes Beschwerdebild

Zum großen Leidwesen der Frauen nehmen sie im Laufe der Jahre an den jeweiligen Körperpartien immer mehr zu. Meist beträgt der Unterschied zwischen oben und unten zwei oder mehr Konfektions-

größen. Die zahlreichen Versuche abzunehmen scheitern oder sind an den falschen Stellen erfolgreich. Schlank wird man dort, wo es eigentlich nicht nötig ist. Weder Sport noch Diäten noch Medikamente bringen sichtbare Ergebnisse.
Daneben leiden die betroffenen Frauen unter Wassereinlagerungen in Gesicht, Händen oder Unterschenkeln. Der Ring geht morgens nicht über den Finger, die Brust spannt vor der Periode, oft passen sogar abends die Schuhe nicht mehr, die sie morgens leicht anziehen konnten. Vor der Periode kann das Gewicht um mehrere Kilo nach oben gehen. Gleichzeitig fühlen sie sich elend, abgeschlagen und reizbar. Lassen sie sich auf Herz und Nieren untersuchen, ist das Ergebnis oft unbefriedigend. Ein krankhafter Befund kann nicht erhoben werden.

Vor allem möchte Ihnen dieses Buch einen Weg aufzeigen, wie Sie durch Selbsthilfe und wirksame Therapieverfahren wieder zu größerem Wohlbefinden, schönerer Haut und schlankeren Beinen kommen.

Warum Behandlungsversuche nicht wirken

Um die Lüftung dieses und anderer Geheimnisse geht es in diesem Buch. Das, was auf den ersten Blick so schwer erklärbar erscheint, sind einige klar umschriebene, jedoch wenig bekannte Erkrankungen. Am Ende der Lektüre werden Sie verstehen können, wie sie entstehen und warum sie so hartnäckig sind.
Im Buch werden drei Krankheitsbilder beschrieben: Cellulite, Lipödem und diffuse Wassereinlagerung bei ansonsten gesunden Frauen. Die Beschwerden hängen inhaltlich zusammen. Ihnen gemeinsam sind Durchblutungsstörungen der Kapillaren, d.h. der kleinsten Gefäße des Körpers, und eine Störung des Lymphabflusses, weshalb die Beschwerden auch oft nacheinander oder gemeinsam auftreten. Um die Krankheitsbilder zu verstehen, sind einige Grundlagen notwendig, vor allem Wissen über die Funktion des Lymphsystems. Danach werden die verschiedenen Krankheiten und ihre Entstehung dargestellt. Und schließlich erfahren Sie, wie man sie erfolgreich behandeln kann. Da sich die therapeutischen Verfahren nicht grundsätzlich voneinander unterscheiden, werden sie im letzten Kapitel des Buches gemeinsam erläutert.

Faszinierendes Lymphsystem

Jeder weiß, wozu der Blutkreislauf gut ist. Vom Lymphsystem aber haben die meisten gerade einmal gehört – wozu es dient, ist weitgehend unbekannt. Meist wird es uns nur bewusst, wenn z. B. die Lymphknoten am Hals aufgrund einer Erkältung schmerzhaft geschwollen sind. Doch über Aufbau und Funktion des Lymphsystems als Ganzem wissen selbst medizinisch Versierte oft nur ungenügend Bescheid.

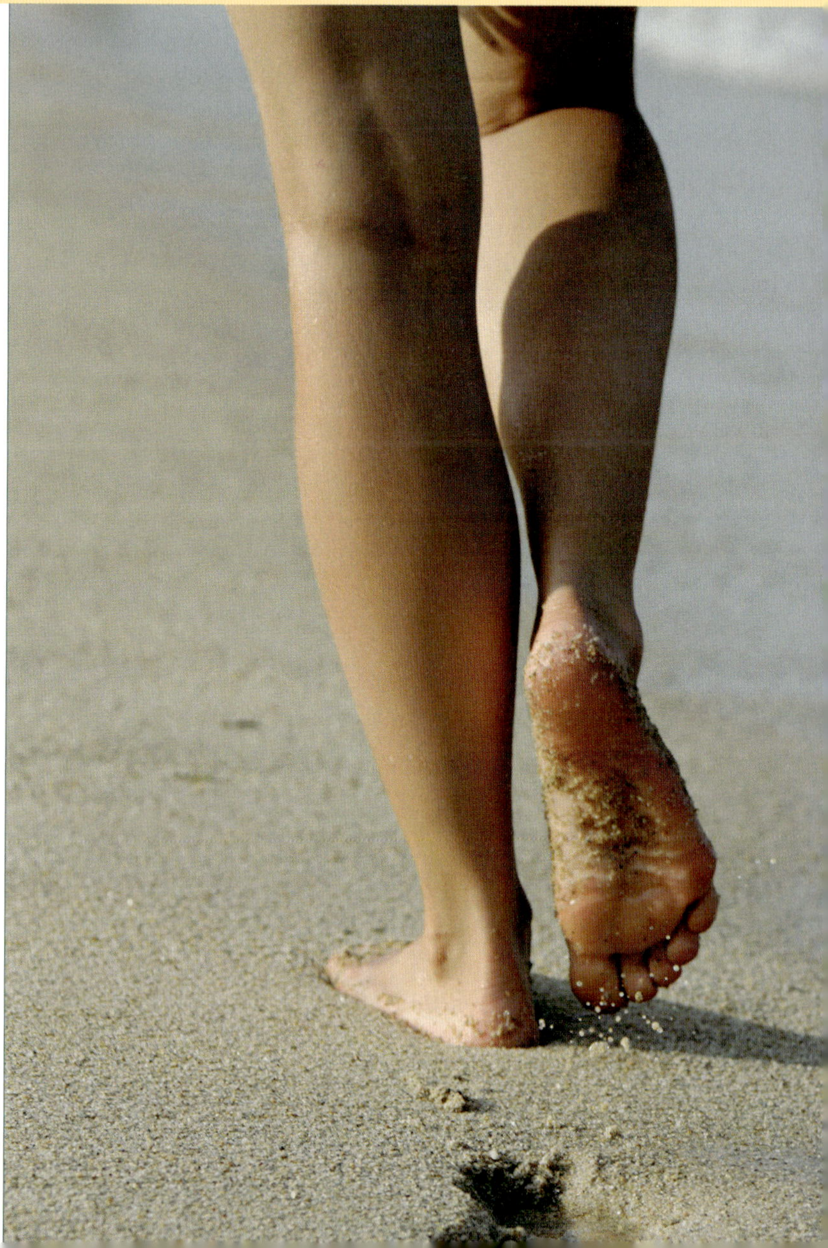

Die große »Kläranlage« des Körpers

Nicht alle Lebewesen verfügen über ein Lymphsystem – Fische z. B. kommen glänzend ohne ein solches aus. Wir Menschen benötigen es jedoch, genau wie alle anderen Säugetiere und wie die Vögel.
Das Lymphsystem ist eine Einbahnstraße, die in den Randzonen in fast allen Geweben des Körpers ihren Anfang nimmt. Dort wird der »Sondermüll« eingesammelt und in die obere Hohlvene kurz vor dem Herz entleert. Damit schließt sich der Kreislauf wieder.
Alle höheren Lebewesen verfügen über ein System, nämlich die Arterien, das vom Herz wegführt, sowie über ein doppeltes Gefäßsystem, nämlich Venen und Lymphgefäße, die Blut und Lymphflüssigkeit (Lymphe) wieder zum Herz zurücktransportieren.
In dieser Drainage- oder Entwässerungsfunktion besteht eine der Hauptaufgaben der Lymphgefäße. Lagert sich Flüssigkeit zwischen den Zellen ein, beispielsweise bei Verletzungen oder Entzündungen, tritt das Lymphsystem vermehrt in Aktion und sorgt dafür, dass die Flüssigkeit aufgenommen und sicher beseitigt wird. Welche Auswirkungen der Ausfall des Lymphsystems hat, wurde in einem Tierexperiment sichtbar: Unterbindet man die Lymphbahnen an nur einem Bein komplett, tritt unweigerlich der Tod ein – und zwar innerhalb von 24 Stunden.

Unbemerkt entstehen täglich 1000 Liter Lymphflüssigkeit im Körper. Das Lymphsystem sorgt dafür, dass diese riesige Menge aus Wasser, Eiweiß und Zellen sicher entsorgt wird.

Aufrechter Gang und fehlende Haare

Im Vergleich zu anderen Lebewesen kommt dem Lymphsystem beim Menschen eine besondere Bedeutung zu. Dies liegt zum einen im aufrechten Gang begründet, mit dem sich der Mensch von seinen Verwandten, den Affen, unterscheidet. So günstig diese Aufrichtung für die Entwicklung war – sie wurde mit einer erhöhten Druckbelastung der Blutgefäße in den Beinen erkauft. Unsere

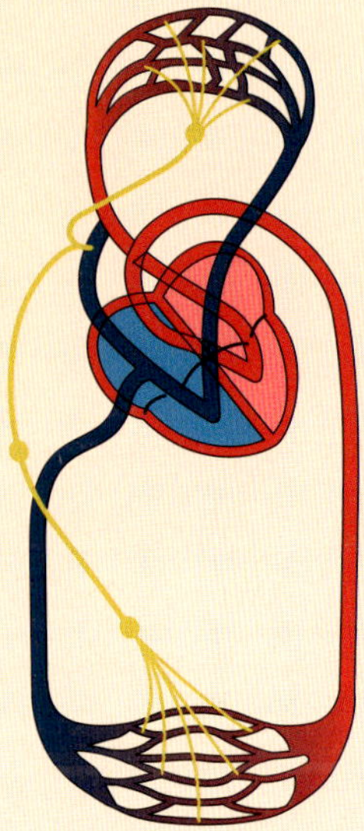

Kleiner und großer Blutkreislauf sowie Lymphsystem (gelb)

Blutkreislauf und Lymphsystem

Blut fließt sauerstoffreich und hellrot im großen Kreislauf vom Herz über die Schlagadern (Arterien) zu allen Organen des Körpers, wo es in den kleinsten Haargefäßen (Kapillaren) Sauerstoff und Nährstoffe abgibt und dafür Kohlendioxid sowie Abfallstoffe aufnimmt. Über die Blutadern (Venen) fließt es dunkelrot bis schwarz zum Herz zurück. Von dort aus fließt es im kleinen Kreislauf zur Lunge, in der Kohlendioxid gegen frischen Sauerstoff ausgetauscht wird. Hellrot läuft es dann wieder zum Herz und beginnt seinen Kreislauf von neuem.

Parallel zu den Venen existiert außerdem noch ein zweites Gefäßsystem, das Flüssigkeit von den Kapillaren zum Herz transportiert: das Lymphsystem. Seine Hauptaufgabe besteht im Entwässern des Bindegewebes. Der Unterschied zwischen Blutgefäßen und Lymphsystem liegt darin, dass das Lymphsystem nur einen Halbkreis bildet. Es beginnt in der Peripherie und transportiert die Lymphe zum Herz zurück.

Beine stehen unter Dauerdruck und lassen so mehr Flüssigkeit in das Gewebe der Unterschenkel und Füße sickern. Würden wir uns wie unsere animalischen Vorfahren auf allen Vieren fortbewegen, wäre dieses Buch völlig überflüssig.

Der zweite Grund für die besondere Bedeutung des menschlichen Lymphsystems hat ebenfalls mit unserer Entwicklungsgeschichte zu tun. Nach und nach verlor der Mensch den größten Teil seiner Behaarung und zog als »nackter Affe« durch Savannen und Wälder. Ein Fell ist jedoch nicht nur kleidsam, es schützt vor allem auch gegen Kälte. Um nicht zu erfrieren, entwickelte sich beim Menschen eine dicke Fettschicht in der Unterhaut, die uns anstelle des Fells vor Unterkühlung schützte.

Lebenswichtige Fettschicht

Als Kälteschutz durfte das Unterhautfett des Menschen nicht zu dünn sein. Um ein Fell von einem Zentimeter Höhe zu ersetzen, benötigte er ein vier Zentimeter dickes Fettpolster! Kein anderes Lebewesen, nicht einmal Schweine, verfügt über einen derart ausgeprägten Fettmantel, selbst im Bereich von Armen und Beinen. Damit ist der Mensch ausgezeichnet gegen kalte Nächte im Freien geschützt. Doch der Kälteschutz hat auch seine Nachteile – womit das Thema »Lymphsystem« ins Spiel kommt.

Die dicke Unterhaut besteht aus sehr lockerem Fettgewebe. Dort lagert sich leider auch leicht Flüssigkeit ein. Es besteht die Gefahr, dass sich so viel Flüssigkeit ansammelt, dass es zur Schwellung, einem Ödem, kommt. Um dem vorzubeugen, benötigte der Mensch ein leistungsfähiges zusätzliches Entwässerungssystem – das Lymphsystem. Es dient dazu, alle Stoffe abzutransportieren, die zwischen den Zellen im Bindegewebe entstehen. Das sind neben der Flüssigkeit vor allem Eiweiße, Zellen, aber auch Fremd- und Schadstoffe. Darüber hinaus spielt das Lymphsystem eine entscheidende Rolle bei der körpereigenen Abwehr.

Drei Faktoren begünstigen beim Menschen die Entstehung von Ödemen:

- Hoher Blutdruck
- Aufrechter Gang
- Dickes Unterhautfettgewebe

Aufbau des Lymphsystems

Das Lymphsystem transportiert Flüssigkeit, die Lymphe, aus dem Raum zwischen den Zellen, dem Bindegewebe. Dort nehmen kleinste Lymphkapillaren die Flüssigkeit auf und führen sie zu den größeren Sammelgefäßen, den so genannten Kollektoren. Diese wiederum münden in Lymphstämme, die dann schließlich kurz vor dem Herz in der oberen Hohlvene enden.

Eingestreut in die Lymphbahnen sind die Lymphknoten, die man manchmal in den Armbeugen und in der Leiste tasten kann. Jeder Mensch verfügt über etwa 500 bis 600 dieser Lymphknoten. In ihnen wird die Lymphe konzentriert, wobei der größte Teil der Flüssigkeit bereits an dieser Stelle an das Blut abgegeben wird. Die Lymphknoten arbeiten sehr effektiv. Aus 1000 Litern Primärlymphe erzeugen sie täglich ein Konzentrat von etwa zwei Litern, das über die großen Lymphstämme in die obere Hohlvene entleert wird.

Zarte Lymphbahnen

Das Lymphsystem ist trotz seiner enormen Bedeutung ein sehr zartes Gewebe, das mit dem bloßen Auge fast nicht zu erkennen ist. Der Durchmesser der kleinen Lymphkapillaren beträgt gerade einmal ein Tausendstel Millimeter. Dieser Durchmesser nimmt von den Kapillaren über die Sammelgefäße bis zu den großen Lymphstämmen langsam zu; Letztere sind zwischen einem und fünf Millimetern dick, erreichen also höchstens Bleistiftdicke. Etwas größer sind die Lymphknoten; ihr Durchmesser beträgt zwischen wenigen Millimetern und drei Zentimetern. Einige von ihnen kann man mit der Hand tasten. Am besten gelingt das in der Leiste, wo sie des Öfteren als leicht verschiebbare, linsenförmige Knötchen zu fühlen sind.

Das Lymphsystem beginnt in den Gewebespalten zwischen fast allen Zellen des Körpers. Von dort aus sammelt es den »Abfall« auf und leitet ihn in ein System von »Abflussröhren«, die immer größer werden, je näher sie dem Herzen kommen.

Entzündungen der Lymphbahnen

Das Lymphgefäßsystem ist im Gegensatz zu den Blutgefäßen nicht nur wegen seiner zarten Gestalt, sondern auch aufgrund seiner Farbe schlecht erkennbar. Lymphe ist durchsichtig bis milchig-weiß. Von außen sichtbar wird das Lymphsystem nur, wenn es von einer schweren Entzündung befallen ist. Verletzt man sich beispielsweise bei der Gartenarbeit am Arm, können Keime in das Gewebe gelangen. Diese werden von den Lymphgefäßen aufgenommen und in Richtung Lymphknoten transportiert. Unterwegs werden sie von weißen Blutkörperchen attackiert und unschädlich gemacht.
Falls dies ausnahmsweise nicht gelingt, kann es zu einer Entzündung der Lymphbahn kommen, die nun als feiner roter Strich an

der Innenseite des Armes sichtbar wird. Die Lymphknoten schwellen erst in der Ellenbeuge und später auch in der Achselhöhle an. Der Volksmund spricht in diesem Fall von Blutvergiftung – doch das trifft nicht zu. Nur das Lymphgewebe ist sichtbar entzündet. Gelingt es auch den Achsellymphknoten nicht, die Keime auszuschalten, können sie in die Blutbahn gelangen. Hohes Fieber und Schüttelfrost sind die Folge. Nun hat sich auch das Blut entzündet, der Mediziner spricht von einer Sepsis. Auch heute noch stellt eine Sepsis eine außerordentlich gefährliche Erkrankung dar, die trotz intensivmedizinischer Behandlung nicht selten einen tödlichen Ausgang nimmt.

Eine Entzündung der Lymphbahnen ist ein Alarmzeichen, das umgehend ärztlich behandelt werden muss!

Oberflächliches und tiefes Lymphsystem

Lymphgefäße verrichten fast überall im Körper unmerklich ihren Dienst. Nur in wenigen Regionen, wie dem Gehirn und dem Knochenmark, gibt es vermutlich keine Lymphbahnen. Man unterscheidet dabei zwischen dem oberflächlichen und dem tiefen Lymphsystem.

Das oberflächliche Lymphsystem versorgt die Haut und das Unterhautgewebe. Es sorgt auch dafür, dass im Fettgewebe kein Stau entsteht. Diese Funktion darf man nicht unterschätzen. Mindestens 20 Prozent des Körpers bestehen aus Fettgewebe, das uns nicht nur als Reserve für schlechte Zeiten, sondern auch als Wärmeschutz und Polster dient.

Unterhalb dieser Schicht befindet sich eine äußerst stabile Hülle, die man medizinisch Faszie nennt. Sie umschließt Muskeln, Sehnen, Gelenke und Nerven. Dort befindet sich ein zweites, das tiefe Lymphsystem, das auch diese Organe entwässert. Das oberflächliche ist mit dem tiefen Lymphsystem über so genannte Perforansgefäße verbunden, die im Bedarfsfall Flüssigkeit aus der Tiefe in das oberflächliche System überführen können, was bei verschiedenen Erkrankungen und bei der Therapie des Lymphödems von Bedeutung ist.

Wunderwerk Kapillaren

Die Hauptaufgabe der Mikrozirkulation ist es, Nährstoffe und Sauerstoff möglichst dicht an die Zellen heran zu transportieren und Kohlendioxid und Abfallstoffe sicher zu entsorgen. Dies gelingt durch das enge Zusammenspiel von Kapillaren und Lymphgefäßen.

Unser Körper steht vor dem grundsätzlichen Problem, die einzelnen Zellen möglichst direkt mit Blut und Nährstoffen zu umspülen, damit diese alle Nährstoffe unmittelbar entnehmen können. Je dichter der Kontakt mit den Zellen ist, desto besser. Auf der anderen Seite muss das Blut auch wieder vollständig zurückfließen, kein einziger Tropfen darf verloren gehen. Diese Schwierigkeit wird gelöst, indem Arterien und Venen so dicht wie Plastikrohre sind. Die Kapillaren dagegen sind mit Sieben vergleichbar, die Wasser und kleine Moleküle wie z. B. Nährstoffe ungehindert passieren lassen. Man spricht dann von Mikrozirkulation. Die Zellen »baden« praktisch im Strom der Nährstoffe und können problemlos alle lebensnotwendigen Substanzen aufnehmen und Abfallprodukte abgeben.
Die Zellen, z. B. die der Muskeln oder Organe, werden wie die Kiesel in einem Bachbett von Nährstoffen umströmt, was optimale Bedingungen für die Ernährung bedeutet. Dabei verlassen riesige Mengen an Flüssigkeit das Kapillarbett und strömen durch das Bindegewebe. Doch was geschieht dann mit den Nähr- und Abfallstoffen, mit dem Wasser und den Salzen? All das muss wieder aufgesammelt und vollständig zurücktransportiert werden. Kein Tropfen darf zurückbleiben. Die Frage ist nur, wie unser Körper das schafft: mit Hilfe des Lymphsystems!

Ausgeklügeltes Transportsystem

In unserem Körper zirkulieren etwa fünf Liter Blut; dieses setzt sich aus vielen Bestandteilen zusammen. In einem winzigen Würfel mit einer Kantenlänge von einem Millimeter finden sich rund fünf Millionen rote und 5000 weiße Blutkörperchen, die zusammen knapp die Hälfte des Würfels ausfüllen. Der Rest besteht aus Plas-

ma – einer Mischung aus Wasser, Eiweiß, Elektrolyten und Zucker – und unzähligen weiteren Stoffen in geringerer Menge. Wesentlich für den osmotischen Effekt (siehe S. 15), den »Schwammeffekt«, ist das Eiweiß: Es hält Wasser im Blut gebunden.
Vom Herz kommend, strömt der besondere Saft durch die Arterien in alle Organe. Nach einer Weile werden die Gefäße immer dünner, bis sie schließlich in den extrem dünnen Kapillaren enden, die nur zwischen sieben und zehn Tausendstel Millimeter dick sind. Zum Vergleich: Ein Haar ist rund zehnmal so dick!

Wie gelangt das Blut durch die Kapillaren?

Als Forscher den Durchmesser der Kapillaren genau ausmaßen, waren sie reichlich erstaunt: Sie sind kleiner als der Durchmesser eines roten Blutkörperchens! Wie also kann die Durchblutung funktionieren, wenn Billionen von Sauerstoffträgern durch Röhren müssen, durch die sie eigentlich gar nicht passen? Warum hat der Körper sich nicht für dicke Kapillaren entschieden, die Durchblutung wäre doch dann viel unproblematischer?
Die Antwort auf diese Frage findet sich in einer physikalischen Gesetzmäßigkeit. Je kleiner ein Körper (z. B. eine Kugel oder eine Röhre) ist, desto größer wird seine Oberfläche im Verhältnis zum Volumen. Bezüglich der Kapillaren bedeutet ein möglichst kleiner Durchmesser eine große Oberfläche und damit eine gute Durchblutung. Im Laufe der Entwicklungsgeschichte wurden die Kapillaren so klein, dass der Durchmesser der roten Blutkörperchen schließlich eine natürliche untere Grenze darstellte.
Um selbst durch feinste Haargefäße zu passen, trennten sich die roten Blutkörperchen im Laufe ihrer Reifung von ihrem Zellkern – dadurch wurden sie schlanker und biegsamer. Nun konnten sie sich so klein machen, dass sie mühelos selbst die dünnsten Kapillaren passieren konnten. Dabei rutschen die Sauerstoffträger dicht an der Wand entlang und geben so ihre wertvolle Last leichter in das Gewebe ab.

Info

In jeder Sekunde bilden wir rund zwei Millionen neue rote Blutkörperchen, die jeweils 120 Tage alt werden. Innerhalb einer Minute zirkulieren sie einmal durch den gesamten Kreislauf. Die Gesamtfläche der Sauerstoffträger beträgt etwa 3000 Quadratmeter. Würde man alle roten Blutkörperchen eines Menschen aufeinander stapeln, käme ein Turm von 60000 Kilometer Höhe dabei heraus.

Stoffaustausch in den Gefäßen

Jeder Mensch verfügt über Kapillaren im Überfluss. Dort findet der eigentliche Stoffwechsel statt. Zwar ist jede einzelne Kapillare mikroskopisch klein, alle zusammen weisen bei einem mittelgroßen Menschen jedoch eine geschätzte Gesamtlänge von 100 000 Kilometern auf – damit käme man zweieinhalb Mal um den Äquator! Nicht alle diese Kapillaren sind gleichzeitig durchblutet. Das vegetative Nervensystem steuert den Blutfluss äußerst feinfühlig genau dorthin, wo er gerade benötigt wird.
Das sauerstoffreiche Blut in den Kapillaren ist hellrot, was man beim Stich mit der Nähnadel leicht sehen kann. Auf ihrem Weg durch die Kapillaren geben die roten Blutkörperchen ihren Sauerstoff ab und nehmen gleichzeitig Kohlendioxid auf. Bei diesem Wechsel der Gasfracht verfärbt sich das Blut dunkel. Anschließend sammelt sich das Blut aus unzähligen Kapillaren in den Venen und strömt langsam wieder zum Herz zurück.

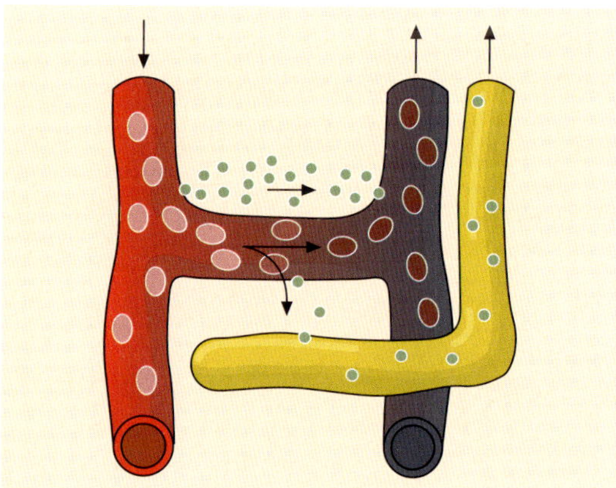

Sauerstoff, Nährstoffe und Wasser verlassen den arteriellen Teil der Kapillare (rot), durchströmen das Bindegewebe und gelangen in den venösen Teil der Kapillare (blau). Ein kleiner Teil dieser Flüssigkeit wird vom Lymphsystem aufgenommen. Gemeinsam ziehen Venen und Lymphgefäße zum Herz.

Verschiedene Stoffwechselmethoden

Der Großteil der Stoffe, vor allem Gase, Wasser, Salze und viele Nährstoffe, gelangt durch passive Ausbreitung (Diffusion) von den Kapillaren in das umliegende Gewebe und sorgt dort für die Ernährung der Zellen. Diese Form des Stoffaustauschs geschieht ohne Energieaufwand, er ist für den Körper gewissermaßen kostenlos.
Rechnet man aus, wie viel Flüssigkeit zwischen allen Kapillaren des Körpers und dem sie umgebenden Gewebe ausgetauscht wird, kommt man auf unglaubliche Zahlen: Etwa zwei Badewannen voll Flüssigkeit pendeln zwischen Kapillaren und Bindegewebe in einer einzigen Minute hin und her!

Das Prinzip der Osmose

Daneben gibt es eine zweite Art des Stoffaustauschs: die Osmose. Die Kapillaren sind nicht für alle Stoffe durchlässig. Größere Moleküle, vor allem Eiweiß, gelangen nur schlecht hindurch. Es gibt zwar »Löcher« im Kapillarsieb, doch diese Lücken sind recht dünn und weisen nur einen Durchmesser von drei Millionstel Millimetern auf.

Die großen Moleküle, die im Blut zirkulieren – dazu gehören wie bereits erwähnt vor allem Eiweiß und Blutzellen – können diese Öffnungen nicht passieren. Sie bleiben in den Kapillaren gefangen. Insbesondere das Eiweiß bindet so nicht unerhebliche Mengen an Flüssigkeit und hält sie in den Haargefäßen fest.

Zwei Kräfte wirken gegeneinander: Der Blutdruck drückt die Flüssigkeit aus den Kapillaren, während das Eiweiß wie ein Schwamm genau dies verhindert. Im Endeffekt strömt die Flüssigkeit erst in das Bindegewebe hinaus und wird dann zum größten Teil wieder zurückgesaugt.

Auch Druckverhältnisse spielen eine Rolle

Doch es wird noch komplizierter: In den Kapillaren herrscht nicht überall der gleiche Druck. In der Nähe der Arterien ist der Druck etwas höher, da Arterien selbst einen weitaus höheren Druck als die Kapillaren aufweisen. Umgekehrt nimmt der Druck in den Kapillaren ab, je näher das Blut den Venen kommt.

Daraus folgt, dass zu Beginn der Kapillaren viel Flüssigkeit in das Gewebe gepresst wird. Hier ist der Druck noch so hoch, dass das Eiweiß nicht in der Lage ist, die Flüssigkeit zu binden. Am Ende der Kapillarstrecke sind die Verhältnisse dann allerdings genau umgekehrt: Hier ist der Druck inzwischen so weit gefallen, dass der Sog des Eiweißes das Wasser aus dem Gewebe wieder zurück in die Kapillaren zieht. 90 Prozent der Flüssigkeit, die am Anfang die Kapillaren verlassen haben, gelangen so wieder in das Gefäßbett zurück.

Warum so umständlich?

Doch wozu dient der ganze Aufwand – erst hinaus und dann wieder hinein? Mit diesem Trick gelingt es auf äußerst wirksame Weise, das umgebende Gewebe, z. B. Muskeln oder innere Organe, mit

Nährstoffen zu versorgen und Abfallstoffe abzutransportieren. Die Zellen sind so in einen Flüssigkeitsstrom gebettet, der sie ständig umspült.

Ein Teil der Flüssigkeit schafft den Weg allerdings nicht zurück – und dafür ist das ausgetretene Eiweiß verantwortlich. Die Haargefäße, also die Kapillaren, halten die Eiweißmoleküle nicht komplett zurück. Tatsächlich verlässt immer etwas Eiweiß die Kapillaren und gelangt ins Bindegewebe. Für diese Eiweißmoleküle ist der Weg zurück für immer verbaut: Einmal aus den Kapillaren ausgetretenes Eiweiß kann ausschließlich über die Lymphbahnen entsorgt werden.

Unsere Kapillaren sind nicht ganz dicht. Sie lecken beständig und lassen vor allem Eiweiß durch, das – wie ein Schwamm – Flüssigkeit bindet.

Wie wichtig dieser Faktor ist, ergibt sich aus den nackten Zahlen: Etwa die Hälfte der im Blut vorhandenen Eiweißkörper verlässt im Laufe eines einzigen Tages die Kapillaren und kann nicht wieder zurück. Gäbe es kein Lymphsystem, würden wir innerhalb von 24 Stunden tödlich anschwellen.

Blut und Lymphe – das Wichtigste auf einen Blick

Das Blut strömt vom Herz durch Arterien in die Randbereiche des Kreislaufs. Dort gelangt es in winzige Kapillaren, in denen der eigentliche Stoffaustausch stattfindet. Große Mengen an Wasser und Nährstoffen können die Blutbahnen durch die siebartigen Haargefäße verlassen und unmittelbar zu den Zellen gelangen. Rote und weiße Blutkörperchen sowie der Großteil des Bluteiweißes können die Maschen des Kapillarsiebs jedoch nicht passieren. Vor allem das Eiweiß sorgt dafür, dass ein osmotischer Sog in den Kapillaren besteht. Am Anfang der Kapillaren ist dieser jedoch kleiner als der Druck in den Minigefäßen, sodass sehr viel Flüssigkeit die Kapillaren verlassen kann. Am Ende der Kapillaren sind die Verhältnisse umgekehrt, und das verlorene Wasser kehrt zu 90 Prozent, mit vielen Schadstoffen beladen, in die Haargefäße zurück.

Ein kleiner Teil des Eiweißes verlässt jedoch die Kapillaren und gelangt in das Bindegewebe. Ihm und dem von ihm gebundenen Wasser ist der Weg in die Kapillaren zurück versperrt. Es wird von unserem Abfall- und Entwässerungssystem, dem Lymphsystem, aufgenommen und abtransportiert.

Das Bindegewebe

Die Lymphbahnen nehmen ihren Anfang in einem Raum zwischen den Zellen. Dieser Bereich wird als Bindegewebe (Interstitium) bezeichnet. Darunter versteht man das Hüll- und Stützgewebe, das alle Organe und Zellen verbindet und ihnen Halt gibt.
Das Bindegewebe enthält Zellen, so genannte Fibrozyten. Diese Zellen produzieren Eiweißfasern, das Kollagen, das eine höhere Zugfestigkeit als Stahl hat und so verschiedenen Geweben eine ungeheuere Stabilität verleiht. Kollagen ist das am häufigsten vorkommende Körpereiweiß.
Zwischen den Kollagenfasern liegt die »Grundsubstanz«, eine gelartige Wasser-Eiweiß-Mischung, deren Hauptbestandteil Hyaluronsäure ist. Hyaluronsäure kann ungeheuere Mengen an Wasser binden: Ein Gramm ist in der Lage, sechs Liter Wasser in ein Gel zu verwandeln! Eine solche Wasser-Hyaluronsäure-Mischung ist z. B. im Glaskörper des Auges enthalten. Auch in der Kosmetik wird die Fähigkeit der Hyaluronsäure, Wasser zu binden, eingesetzt, um Falten zu unterspritzen oder Lippen voller erscheinen zu lassen.

Hyaluronsäure – nur ein Segen?

So erfreulich es ist, dass Hyaluronsäure das Bindegewebe prall und somit die Haut straff macht – wir haben damit auch ein Problem. Der »Schwammeffekt« (siehe S. 15) dieser Eiweiße ist so groß, dass wir ständig Gefahr laufen, zu viel Flüssigkeit an das Gewebe zu verlieren und aufzuschwemmen, also Ödeme zu entwickeln.
Die Gefahr der Schwellung wird durch das Lymphsystem gebannt, das ständig Eiweiß und Wasser entsorgt. Im Laufe eines Tages fällt rund eine Tonne an so genannter lymphpflichtiger Last zum Abtransport an. Diese 1000 Liter eiweiß- und zellreiche Flüssigkeit werden vom Lymphsystem aufgenommen, verarbeitet, konzentriert und schließlich wieder in das Venensystem zurückgegeben.

Info

Im weiteren Sinn gehören auch Knochen, Knorpel und Zähne zum Bindegewebe. Vor allem versteht man darunter jedoch die vielen verbindenden Gewebeteile, die aus den einzelnen Organen und Zellen ein Ganzes werden lassen. Es gibt lockeres, straffes und elastisches sowie andere Formen des Bindegewebes. Auch das Fettgewebe kann zum Bindegewebe gerechnet werden.

Der Weg der Lymphe

Das Lymphsystem hat seinen Ursprung im Bindegewebe. Es dient der Entwässerung und Entsorgung aller überflüssigen Substanzen, die zusammen genommen als lymphpflichtige Last bezeichnet werden. Neben Eiweiß handelt es sich dabei vor allem um Wasser, Fett, Zellen, Bakterien und Schadstoffe aller Art.

All diese Stoffe sammeln sich in winzigen Gewebespalten, die vor dem eigentlichen Lymphsystem liegen, dem so genannten prälymphatischen Kanalsystem. Man könnte sie mit den Furchen vergleichen, die der Regen im Erdreich hinterlässt, wenn das Wasser durch sie abfließt.

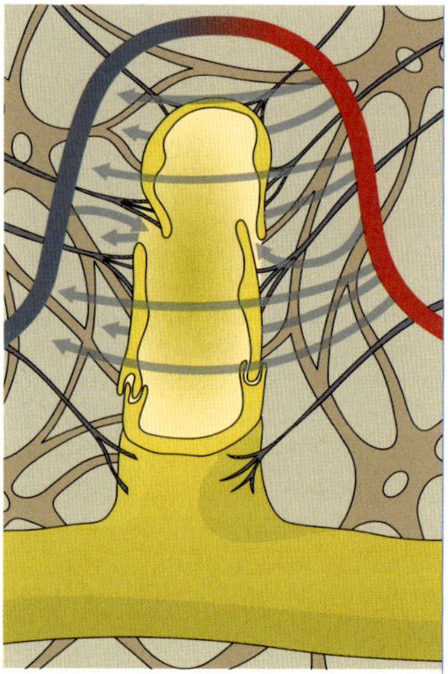

Auf der arteriellen Seite der Kapillaren tritt sehr viel Flüssigkeit in das Bindegewebe. Der größte Teil davon wird durch die osmotischen Eigenschaften des Eiweißes im Kapillarblut wieder in die Haargefäße zurückgezogen. Das restliche Eiweiß sowie Flüssigkeit, Zellen, Bakterien und Schadstoffe – also der ganze »Abfall« – wird über das Lymphsystem abtransportiert.

Erste Station – die Lymphkapillaren

Die ersten echten Lymphgefäßchen sind die Lymphkapillaren. Man kann sie sich am besten wie Entwässerungsrohre auf einer sumpfigen Wiese vorstellen. Wie solche Rohre haben auch sie unzählige Öffnungen, in die Wasser, Eiweiß und Zellen praktisch ungehindert hineinströmen können. Die Poren sind lediglich durch kleine schwingende Klappen oder Zipfel verschlossen.

Die Lymphkapillaren liegen nicht einfach im »Sumpf« des Bindegewebes, sie sind darin mit einem Netz von Fädchen, so genannten Filamenten, aufgehängt. Je mehr Flüssigkeit im Bindegewebe vorhanden ist, desto stärker ziehen diese Fäden an den Zipfeln. Diese öffnen sich und lassen Flüssigkeit in die Lymphkapillaren hineinströmen. Der Prozess hält an, bis der Druck im Inneren des Lymphgefäßes hoch genug ist, um die Klappe wieder zu schließen. Jetzt öffnet sich eine bisher verschlossene weitere Klappe am Ausgang der Lymphkapillare und pumpt die Lymphflüssigkeit in den weiterführenden Lymphgang. Je mehr Flüssigkeit also anfällt, desto schneller wird sie auch entsorgt.

Die nächste Etappe – Kollektoren

Nachdem die Flüssigkeit von den Lymphkapillaren erfolgreich aufgenommen wurde, kommt es nun darauf an, diese zu sammeln. Dazu dienen die Sammelgefäße oder Kollektoren.
Sie sammeln die Lymphe nicht nur, sondern sorgen auch dafür, dass diese mit dem nötigen Druck weitertransportiert wird. Dazu verfügen die Kollektoren über eine Muskelschicht und ein Klappensystem, das mit dem der Venenklappen vergleichbar ist.
Alle zehn Sekunden zieht sich die Muskulatur eines der zentimeterlangen Segmente zusammen. Dadurch könnte die Lymphe sowohl vorwärts als auch zurückströmen. Doch der Rückstrom wird durch zwei Segelklappen gehemmt, die sich rasch schließen. Auf diese Weise entsteht ein effektiver und kontinuierlicher Lymphstrom von der Peripherie zum Zentrum. Rund 100 dieser Klappenpaare passiert der Lymphstrom, bis er schließlich das Herz erreicht.

Das Klappensystem in Venen und Lymphgefäßen erfüllt eine sehr wichtige Aufgabe: Es verhindert den Rückstrom der Flüssigkeit.

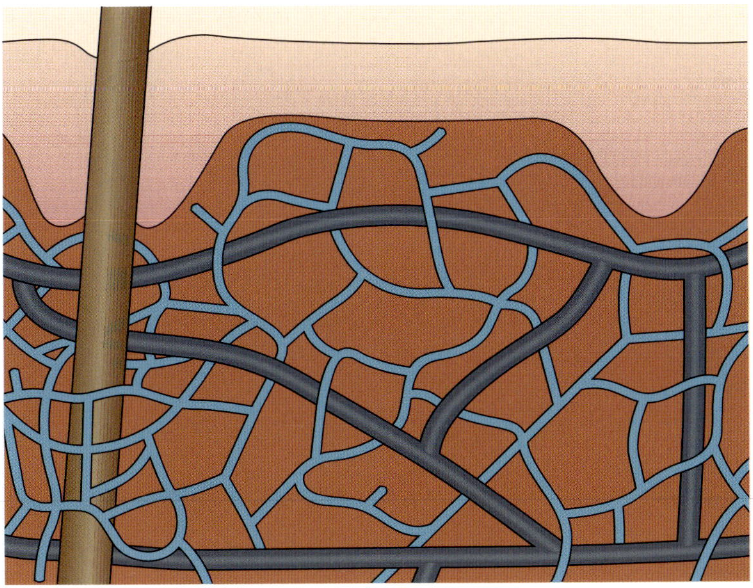

Die Haut ist von einem Netz von Lymphkapillaren (hellblau) durchzogen. Diese münden in größere Sammelgefäße oder Kollektoren (dunkelblau). Links im Bild ist ein einzelnes Haar zu sehen.

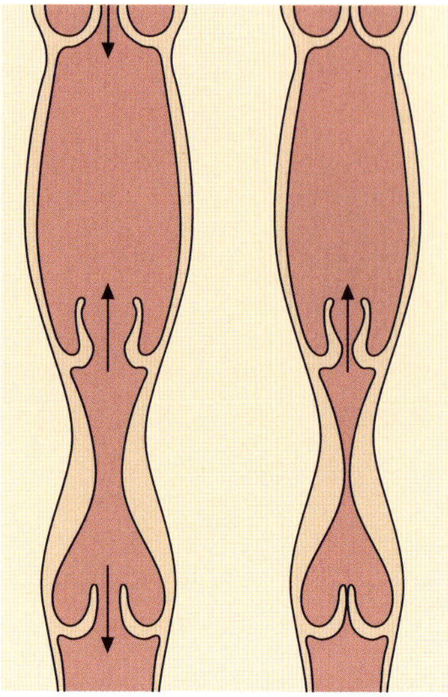

Die einzelnen Segmente der Lymphgefäße können sich aktiv zusammenziehen. Dadurch wird die Lymphe nach oben und unten verschoben (links). Die unteren Klappen sind jedoch so angeordnet, dass sie sich rasch verschließen. So strömt die Flüssigkeit nach oben in Richtung Herz (rechts).

Klappen und Gefäßmuskeln

Beim Blutkreislauf ist das Herz die treibende Kraft; die Lymphe wird durch Klappen und Gefäßmuskeln vorwärts gepumpt. Viele der Gesetze, die für die Herztätigkeit gelten, treffen daher auch für den Lymphtransport zu. So arbeitet der Lymphtransport umso effektiver, je stärker der Füllungsdruck ist. Mit anderen Worten: Je mehr Lymphe anfällt, desto besser wird sie weitergeleitet. Unterstützt wird dieser Transport auch durch die Muskeltätigkeit. Wenn wir z. B. spazieren gehen, drückt die Muskulatur die Lymphgefäße rhythmisch zusammen. Auch so werden die Klappen aktiv und helfen dem Lymphfluss auf die Sprünge. Ähnlich wirkt das Pulsieren der Arterien. Da sie mit den Lymphgefäßen häufig in einem Gefäß-Nerven-Bündel zusammengefasst sind, überträgt sich ihre Bewegung auf das Lymphsystem. Je mehr wir uns anstrengen, desto stärker das Pulsieren und desto besser der Lymphfluss. Auch das Wechselspiel der Atmung, die Unter- und dann wieder Überdruck aufbaut, unterstützt den Lymphfluss. Sogar die Bewegung des Darms, die so genannte Peristaltik, verbessert ihn, da durch die Bewegung der Darmmuskulatur das riesige Darmlymphsystem aktiviert wird. Kurzum: Jede Bewegung fördert den Lymphfluss!

Und schließlich – die Lymphstämme

Alle Lymphkollektoren münden schließlich in das größte Lymphgefäß des Menschen, den Brustmilchgang (Duktus thoracicus). Der Ausdruck »Milchgang« wurde gewählt, weil das etwa 40 Zentimeter lange Sammelgefäß nach einer Mahlzeit mit Fetttröpfchen angefüllt ist. Diese lassen die ansonsten klare Lymphe dann weißlich-trüb erscheinen. Auch der Brustmilchgang enthält ein Klappensystem, das den Transport der Lymphe erleichtert. Er endet an der oberen Hohlvene kurz vor dem Herz. Ähnlich wie bei einer Wasserstrahlpumpe ragt der Ausführungsgang schräg in die Vene hinein, was die Entleerung der Lymphe erleichtert.

In der Regel sammelt der Brustmilchgang die gesamte Lymphe der Beine und des linken Armes auf und transportiert sie in die linke obere Hohlvene. Die Lymphe des rechten Armes mündet meist getrennt davon in die rechte obere Hohlvene. Allerdings gibt es hier von Mensch zu Mensch erhebliche Unterschiede.

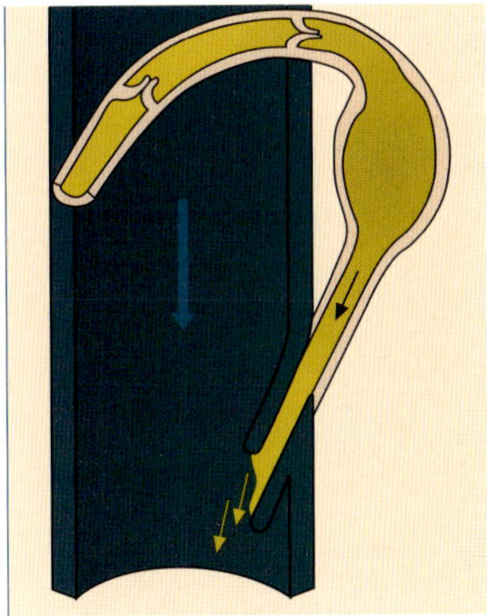

Die Einmündungsstelle des Brustmilchgangs in die obere Hohlvene ist wie eine Wasserstrahlpumpe aufgebaut. Das strömende venöse Blut übt einen Unterdruck auf das Lymphsystem aus.

Lymphknoten – die »Kläranlagen« des Körpers

Jeder Mensch besitzt rund 600 der kleinen Wunderwerke Lymphknoten. Besonders viele liegen am Hals, in den Achselhöhlen und in den Leisten sowie den Magen-Darm-Trakt entlang – dort allein gibt es etwa 200 Lymphknoten. Die meisten Lymphknoten sind klein, kleiner als ein Millimeter. Allerdings können sie sich vergrößern, wenn sie besonders belastet sind; dann wachsen sie bis auf drei Zentimeter Größe an. Meist ist dies die Folge einer Infektion, und geschwollene Halslymphknoten während einer Rachenentzündung hat bestimmt jeder schon einmal erlebt.

Konzentration und Reinigung

Alle Lymphknoten haben zahlreiche zuführende, jedoch nur ein einziges ableitendes Gefäß. Darin spiegelt sich bereits eine ihre Hauptaufgaben, die Konzentration der Lymphflüssigkeit.
Dabei leisten die kleinen »Kläranlagen« Unglaubliches: Sie schaffen es, aus 1000 Litern so genannter Primärlymphe, d. h. aus der Flüssigkeit, die von den Lymphkapillaren aufgenommen wurde, ein Konzentrat von etwa zwei Litern zu erzeugen. Nur diese Restmenge gelangt am Ende durch den Brustmilchgang in das Blut zurück. Auf der anderen Seite kann sich die Menge aber auch erhöhen, wenn mehr Lymphe im Körper anfällt: 20 bis sogar 50 Liter können beispielsweise bei schweren Erkrankungen im Laufe eines Tages produziert werden.

Durch viele Einführungsgänge erreicht die Lymphflüssigkeit den Lymphknoten. Dort wird sie gereinigt und konzentriert. Danach verlässt die Lymphe den Knoten durch den einzigen Ausführungsgang.

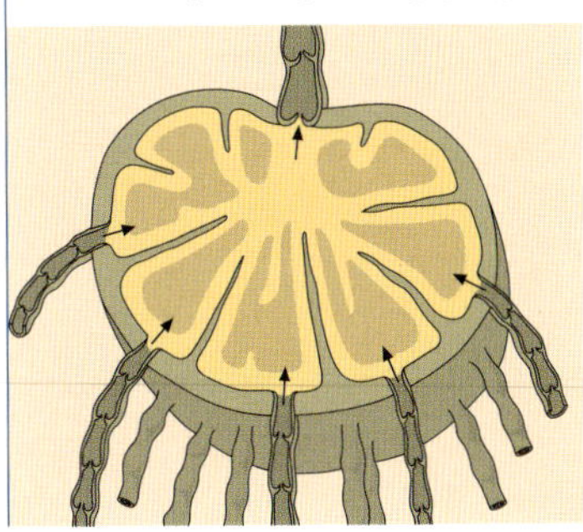

Die Lymphe wird durch die Lymphknoten jedoch nicht nur konzentriert, sondern auch gereinigt. Fremdkörper, Bakterien, Zelltrümmer und andere Bestandteile der Lymphe werden abgebaut oder deponiert, um das hochempfindliche Blut vor Schaden zu bewahren. Bei Rauchern z. B. färben sich die Lymphknoten der Lunge aufgrund der Zigarettenschadstoffe tiefschwarz.

Lymphe und Fettgewebe

Um das Thema »Cellulite und Lipödem« besser zu verstehen, ist es nötig, sich mit einem weiteren Gewebe des menschlichen Körpers zu beschäftigen, das leider einen schlechten Ruf hat: mit dem Fettgewebe. Den schlechten Ruf hat das Fettgewebe allerdings zu Unrecht, da ein Leben ohne Fettgewebe wenig erfreulich wäre. Zuerst einige Fakten zu einem Teil des Körpers, mit dem immer mehr Menschen ihre besondere Last haben.

Besonders wichtig ist die Funktion der Lymphknoten für das Immunsystem. In ihnen werden Bakterien von spezialisierten Zellen neutralisiert, und gleichzeitig werden Antikörper gegen Viren produziert.

Schutzmasse Fettgewebe

80 Prozent des Körperfetts ist direkt unterhalb der Haut gespeichert. Wie bereits dargestellt (siehe S. 8f.), benötigt der Mensch dieses isolierende Depot, da er kein wärmendes Fell wie seine Vorfahren, die Affen, besitzt. Fett isoliert gegen Kälte, es schützt vor Stößen und gibt dem Körper erst eigentlich sein glattes und ästhetisches Aussehen.

Der Anteil des Fettgewebes sollte bei einer normalgewichtigen Frau zwischen 15 und 25 Prozent des Körpergewichts betragen, bei Männern zwischen 10 und 20 Prozent. Es dürfen ruhig auch ein paar Prozent mehr sein, ohne dass man gleich von Übergewicht sprechen müsste. Dieser Energiespeicher reicht aus, um im Ernstfall einen guten Monat lang ohne Nahrung auskommen zu können – eine ausreichende Flüssigkeitszufuhr immer vorausgesetzt. Müsste man diese Menge in Form von Kohlenhydraten speichern, würde sich das Körpergewicht glatt verdoppeln – keine angenehme Vorstellung.

Baufett

Neben dem so genannten Depotfett, also beispielsweise dem Unterhautfett, gibt es auch ein Baufett. Man findet es an den Handflächen, dem Kniegelenk, den Wangen oder auch hinter den Augen. Die Aufgabe des Baufetts besteht, wie der Name schon sagt, in einer mechanischen Stabilisierung. Es wird bei einer Gewichtsabnahme zunächst nicht angegriffen, erst bei massiven Hungerzuständen wird es abgebaut. Daran liegt es, dass wir mit einem Menschen, der hohle Wangen und tief liegende Augen hat, sofort »Auszehrung« assoziieren.

Braunes Fett

Wenig bekannt ist eine weitere Fettart, das so genannte braune Fett. Es ist vor allem im Tierreich verbreitet, beispielsweise bei Nagern oder Tieren, die einen Winterschlaf halten. Im Gegensatz zum weißen weist das braune Fett in jeder Zelle Tausende von winzigen Energiefabriken (Mitochondrien) auf, die in der Lage sind, sehr viel Wärme zu erzeugen. Mit Hilfe des braunen Fettgewebes schafft es z. B. der sibirische Hamster, der sprichwörtlichen sibirischen Kälte erfolgreich zu trotzen. Das Fettgewebe hält ihn den ganzen Winter über wohlig warm, während er im Tiefschlaf vom Frühling träumt.

Erwachsene haben nur noch winzige Reste dieser Fettart in den Achseln und entlang der großen Gefäße. Säuglinge sind da besser ausgestattet – und das ist auch durchaus sinnvoll, da sie weniger gut in der Lage sind, sich aktiv durch Bewegung zu wärmen. Das braune Fettgewebe, das sie vor allem im Rücken haben, wärmt sie so wie eine Heizdecke.

Info

Frauen haben von Natur aus ein anderes Fettgewebe als Männer. Es ist im Durchschnitt doppelt so dick und stärker an Beinen, Hüften und Oberarmen ausgeprägt. Gleichzeitig sind die Fettzellen anders mit dem Bindegewebe verbunden. Während bei Männern die Fettzellen in schrägen Bindegewebssträngen eingelagert sind, stehen diese bei Frauen senkrecht zur Hautoberfläche. Sie bilden so »stehende Fettkammern«, eine anatomische Besonderheit, die zur Cellulite führen kann.

Gewebe mit Wachstumspotenzial

Fettzellen (Adipozyten) entstehen aus den gleichen Vorstufen, aus denen auch die Bindegewebszellen stammen. Die meisten Fettzellen werden in der Kindheit bis zur Pubertät gebildet, und offensichtlich wird die Anzahl der Fettzellen in dieser frühen Lebensphase weitgehend festgelegt. Möglicherweise erklärt sich so, warum übergewichtige Kinder mit hoher Wahrscheinlichkeit auch übergewichtige Erwachsene werden. Doch auch in späteren Jahren können Fettzellen in geringerem Umfang zahlenmäßig zunehmen.

Die Hauptaufgabe der Fettzellen besteht in der Speicherung von Energie, genauer gesagt in der Speicherung eines speziellen Fettes, der Triglyzeride. Je nach Füllungsstand der Fettzelle können bis zu 95 Prozent des gesamten Volumens von den Triglyzeriden eingenommen werden.

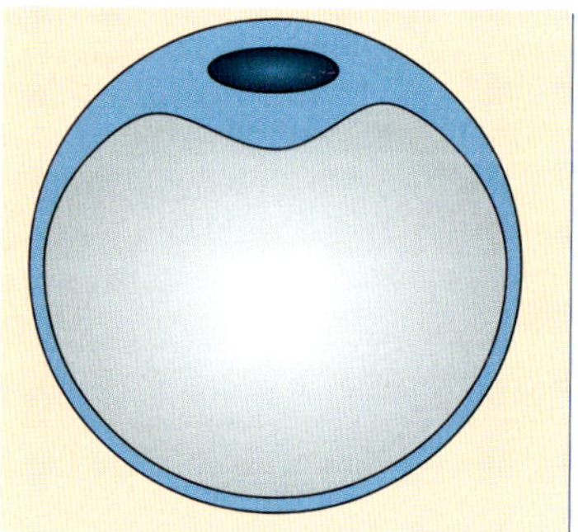

Das gesamte Innere einer Fettzelle ist mit Fett (Triglyzeriden) gefüllt. Der Zellkern ist an den Rand gedrängt. Die Konstellation wird als Siegelring-Form bezeichnet.

Fettzellen sind dabei unglaublich anpassungsfähig: Je nach Ernährungssituation misst ihr Durchmesser zwischen 10 und 200 Tausendstel Millimeter. Das bedeutet eine Volumenvergrößerung um das 8000fache! Dabei wird der Kern der Fettzelle so an den Rand gedrängt, dass eine typische Form entsteht, die an einen Siegelring erinnert (siehe Abbildung links).

Von Trauben und Fesselballons

Die kleinen Fettzellen sind von feinen Fasern umsponnen, die sie wie einen Fesselballon halten und festigen. Mehrere Fettzellen werden von einer kleinen Arterie ernährt, die ziemlich genau in ihrer Mitte verläuft. Die einzelnen Fettzellen hängen wie die Beeren an der zentralen Arterie (siehe Abbildung auf S. 25).

Diese Fetttraube enthält kein Lymphgewebe. Die entstehende Lymphflüssigkeit läuft durch feine Spalten, durch das prälymphatische Kanalsystem (siehe S. 18) ab, um dann später von Lymphkapillaren aufgefangen zu werden. Größere Mengen dieser Trauben sind in Bindegewebskammern zusammengefasst, zwischen denen nun auch Lymphkapillaren zu finden sind.

Hormonproduktion im Fettgewebe

Das hoch spezialisierte Gewebe wärmt also nicht nur (braunes Fettgewebe), es stützt auch (Baufett), formt den Körper und hilft uns über magere Zeiten hinweg. Darüber hinaus ist es das größte Hormon produzierende Gewebe des Körpers. Bislang kennt man rund 100 verschiedene Hormone, die vom Fettgewebe produziert werden. Darunter sind Stoffe, die den Blutdruck beeinflussen, Gerinnungsfaktoren, Faktoren, die auf Entzündungen Einfluss nehmen, den Appetit regeln und das Immunsystem steuern. Schließlich produziert das Fettgewebe auch Östrogene. Nach den Wechseljahren stammen praktisch alle Östrogene bei Frauen aus dem Fettgewebe. Dadurch haben mollige Frauen nach der Lebensmitte einen höheren Östrogenspiegel als Idealgewichtige und damit auch ein geringeres Osteoporose-Risiko.

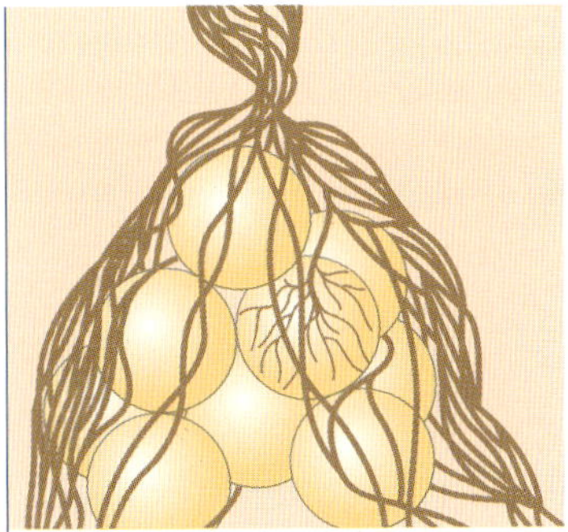

Die Fettzellen werden von Bindegewebsfasern traubenförmig zusammengehalten.

Fett – dauernd im Umbau

Oft stellt man sich das Fettgewebe als Endlager für überschüssige Kalorien vor. Einmal deponiert, warten sie dort auf den Tag, an dem sie wieder gebraucht werden. Doch dem ist nicht so! Das Fettgewebe ist hochaktiv. Jede Fettzelle befindet sich in einem beständigen Auf- und Abbau. Unablässig werden energiereiche Triglyzeride neu eingelagert und alte zum Verbrauch freigegeben. Beim Abbau des Fettgewebes spielen vor allem die folgenden Faktoren eine Rolle:

- Körperliche Aktivität im Allgemeinen
- Vermehrte Aktivität einzelner Muskelgruppen; über einer gut trainierten Muskulatur findet sich weniger Fett
- Verbesserte Durchblutung
- Erhöhte Aktivität des Sympathikus (der Teil des vegetativen Nervensystems, der zu einer Leistungssteigerung führt)
- Verbesserung des Lymphabflusses

Cellulite – mehr als unschöne Dellen

Viele Frauen kennen das: Die Haut, insbesondere an Oberschenkeln, Hüften und Oberarmen, verändert sich, bekommt unschöne Dellen und erinnert im Aussehen an die Oberfläche einer Orange. Doch wer die so genannte Orangenhaut für ein rein ästhetisches Problem hält und versucht, ihr mit teuren Wundermittelchen den Garaus zu machen, verkennt die wahren Ursachen des Problems.

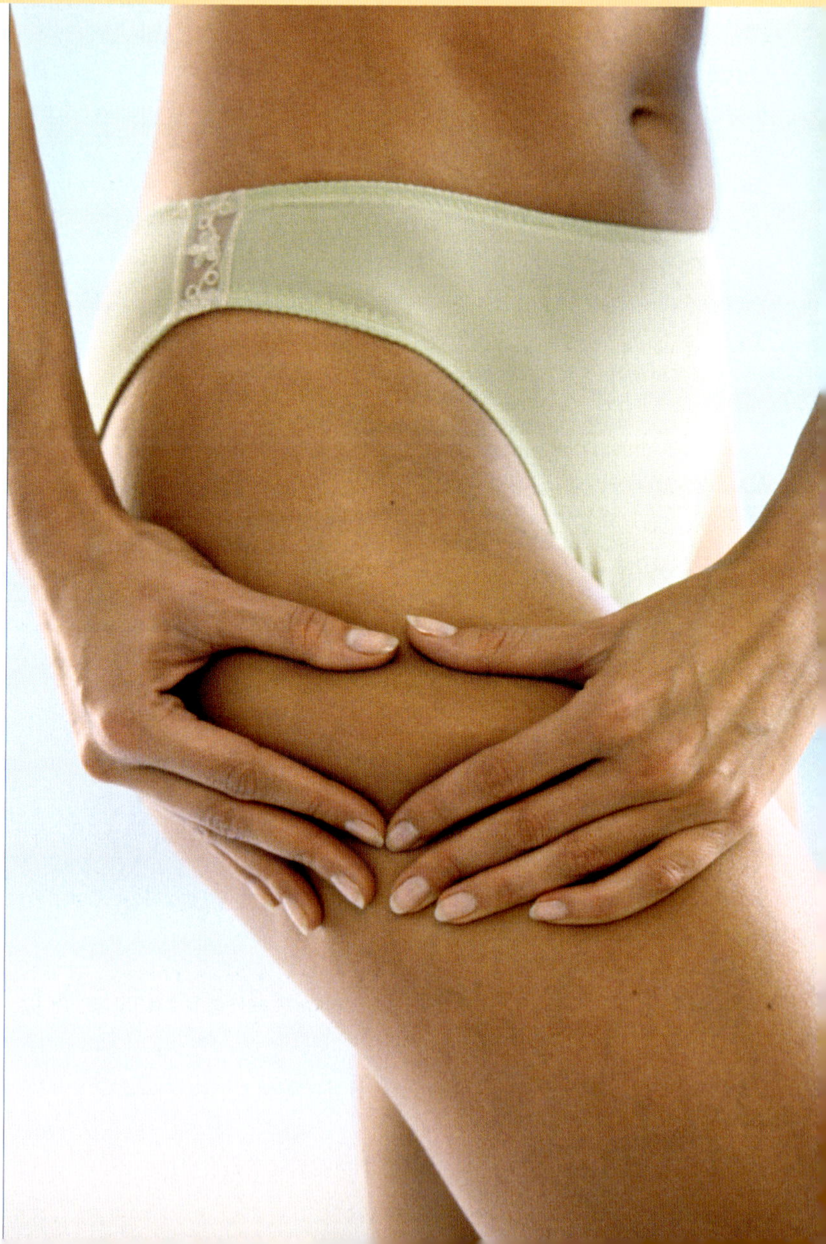

Was genau ist Cellulite?

Ob Cellulite, Cellulitis, Orangenhaut oder Matratzenphänomen: Gemeint ist eine Veränderung der Hautstruktur, die mit einer vermehrten Wellen- oder Dellenbildung einhergeht.
Krankheiten, die auf »-itis« enden, stellen in der Regel eine Entzündung dar – bei der Cellulitis handelt es sich jedoch keineswegs um eine Entzündung. Der Name ist irreführend, da Entzündungen, wenn überhaupt, nur eine untergeordnete Rolle spielen. Im Folgenden wird die auch in Frankreich und Italien verbreitete Bezeichnung »Cellulite« verwendet, die inzwischen auch Teil der Alltagssprache geworden ist.

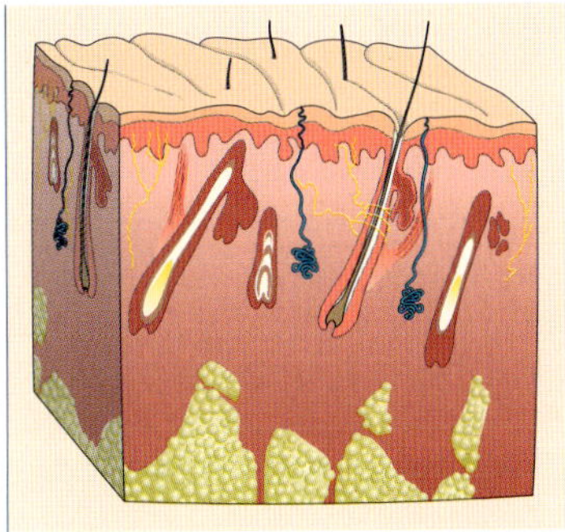

Die Haut setzt sich aus drei Schichten zusammen: aus der Oberhaut mit der Hornhaut, aus der elastischen Lederhaut und aus der Unterhaut mit dem isolierenden Fettgewebe.

Häufig missverstanden

Viele Ärzte halten Cellulite aus medizinischer Sicht nicht für eine Krankheit und nehmen sie manchmal auch nicht recht ernst. Sie glauben, es handle sich um ein rein kosmetisches Problem, weshalb auch Krankenkassen die Kosten für eine Behandlung nicht übernehmen. Dabei ist vermutlich die Mehrzahl aller Frauen von diesem Problem betroffen, wahrscheinlich 80 Prozent und mehr – obwohl es zu der Häufigkeit der Veränderungen keine exakten Angaben gibt. Meist macht sich das Phänomen in unterschiedlichem Ausmaß bemerkbar; mit zunehmendem Alter tritt die Cellulite häufiger auf, doch können auch junge Frauen, manchmal sogar schon Kinder betroffen sein.

Dem Phänomen Cellulite auf der Spur

Die Ursachen der Cellulite sind nur mit einigen anatomischen Kenntnissen zu verstehen. Beispielsweise ist der Aufbau der Haut bei Männern und Frauen im Bereich des Fettgewebes grundsätzlich verschieden (siehe S. 23).

Männer – die reinsten Dickhäuter

Bei Männern ist die Hornhaut etwa 20 Prozent dicker als bei Frauen, ihre Lederhaut enthält mehr elastische Fasern und kann mehr Wasser binden. Auch das Unterhautfettgewebe ist anders organisiert. Die Bindegewebskammern, in die das Fettgewebe eingebettet ist, sind kleiner und verlaufen diagonal. Schließlich enthält die Haut deutlich mehr Talgdrüsen als die der Frau und wird so besser gefettet und geschmeidig gehalten.

Dies hat zur Folge, dass – sehr zum Leidwesen vieler Frauen – Männerhaut anders altert. Sie neigt nicht zu kleinen Fältchen, sie »knittert« also nicht, sondern bildet gröbere, markante Falten. Und der Gipfel der Ungerechtigkeit: Gesunde Männer leiden praktisch nie an Cellulite, es sei denn, es liegen eine hormonelle Störung und starkes Übergewicht vor.

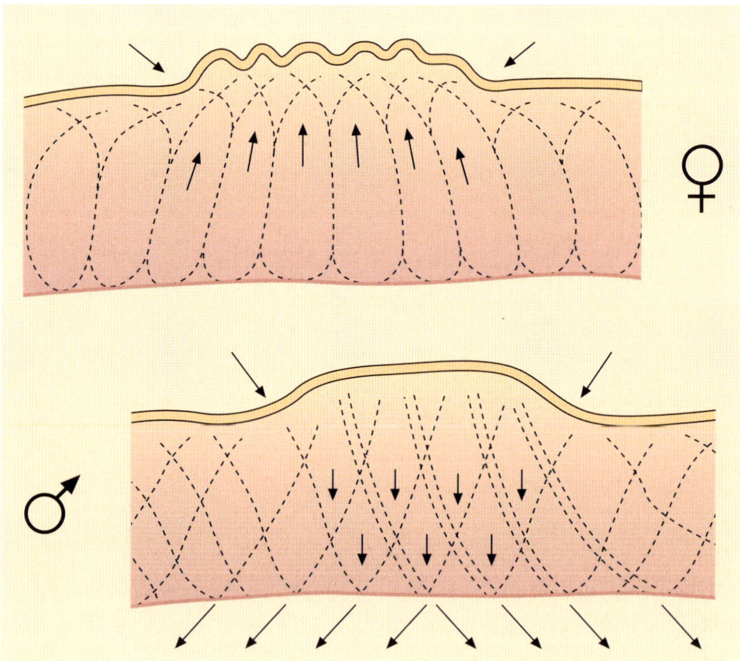

Bei Frauen ist das Fettgewebe in größeren Fettkammern gespeichert, deren Grenzen senkrecht zur Hautoberfläche verlaufen. Kneift man die Haut zusammen, werden diese Kammern sichtbar. Bei Männern sind die Kammern kleiner und schräg angeordnet. Beim »Kneiftest« wird die Spannung in das tiefer liegende Gewebe weitergeleitet.

Frauen – von Natur aus besser gepolstert

Bei Frauen ist das Fettgewebe der Unterhaut in größeren, senkrecht angeordneten Kammern organisiert. Jede dieser Kammern, die aus unzähligen Fettzellen besteht, ist von so genannten Bindegewebssepten begrenzt. Je stärker die Fettkammern gefüllt sind, desto mehr wölben sie sich in Richtung Leder- und Oberhaut. Schiebt man Hautfalten zusammen, werden die stehenden Fettkammern besonders gut sichtbar (»Kneiftest«). Je nach Ausmaß der Hautveränderung zeigen sich nun leichte Einziehungen (Orangenhaut) oder stärkere Wellen und Buckel (Matratzenphänomen). Bei den meisten Frauen lässt sich ein gewisses Ausmaß an Cellulite durch Kneifen demonstrieren.

Bei so vielen Vorteilen, die Männer in puncto Haut gegenüber Frauen haben, dürfen sich Frauen wenigstens damit trösten, dass Männer gröbere Hautporen haben und aufgrund der vermehrten Talgbildung auch häufiger mit Akne geschlagen sind.

Begünstigende Faktoren

Die unter dem Begriff »Cellulite« zusammengefassten Hautveränderungen können durch eine Reihe von Faktoren begünstigt und verstärkt werden.

- **Gewichtszunahme** Je stärker sich die Fettkammern füllen, desto mehr wölbt sich auch ihr Oberrand hervor und erzeugt das unerwünschte Hautbild. Starkes Übergewicht geht automatisch mit Cellulite einher, da die Fettkammern durch die Gewichtszunahme prall gefüllt sind.
- **Hautdicke** Je dicker die Lederhaut ist, desto weniger sind die stehenden Fettkammern sichtbar, da sie tiefer unter der Oberhaut verborgen sind. Mit zunehmendem Alter nimmt die Hautdicke ab. Dann entdecken viele Frauen bei sich plötzlich das Matratzenphänomen, von dem sie bis dahin verschont waren.
- **Elastizität der Haut** Je elastischer der Halteapparat des Fettgewebes und die Elastizität der Haut im Allgemeinen, desto weniger wölben sich die Fettkammern hervor. Die Anzahl und die Qualität der elastischen Fasern hängen von vielen Faktoren ab. Wesentlich ist die hormonelle Situation. Weibliche Sexualhormone (Östrogene, Gestagene) wirken sich hier positiv aus und steigern die Elastizität

Im Gegensatz zu vermehrter Flüssigkeit in der Leder- und Oberhaut ist die Schwellung im Bereich der Unterhaut ungünstig, da sie das Phänomen der Cellulite noch verstärkt.

der Haut. Dies erklärt auch, warum die Haut im Alter faltiger und brüchiger wird: Die Hormonproduktion lässt kontinuierlich nach. Nicht zuletzt spielen auch körperliche Aktivität, Hautpflege, Massagen u. Ä. eine Rolle.

- **Feuchtigkeitsgehalt der Haut** Je mehr Flüssigkeit die oberen Hautschichten speichern können, desto weniger werden die Fettkammern der Unterhaut sichtbar. Vor allem der Anteil von Kollagen und anderen Eiweißmolekülen ist hier entscheidend. Wiederum haben die weiblichen Hormone einen günstigen Einfluss auf die Produktion dieser Eiweiße.
- **Ödem des Fettgewebes** Frauen, die zu Wassereinlagerungen neigen (siehe S. 56ff.), neigen meist auch zu einer leichten Schwellung des Unterhautfettgewebes. Dies liegt – ähnlich wie beim Lipödem – vermutlich am Stoffaustausch in den Kapillaren (siehe S. 14ff.). Wasser und Eiweiß treten aus den Kapillaren aus und lassen die Fettgewebekammern weiter anschwellen. Bei einer feingeweblichen Untersuchung kann man eine Erweiterung der Hautlymphgefäße erkennen; auf diese Weise treten die stehenden Kammern nun noch deutlicher hervor. Wie immer, wenn Eiweiß über längere Zeit im Gewebe verbleibt, kommt es nach einer Weile zu einer Verhärtung. Die Unterhaut wird derber, weiße Blutkörperchen wandern ein, das Gewebe entzündet sich, und die Septen treten deutlicher hervor. Als Folge tastet man nun kleine und größere Knoten im Fettgewebe.
- **Durchblutungsstörungen** Zwischen Arterien und Venen existiert ein Regulationsmechanismus der als venoarterieller Reflex bezeichnet wird (siehe S. 43). Registrieren die Venen eine Überfüllung, geben sie den zugeordneten Arterien ein Signal. Diese ziehen sich zusammen und vermindern den Blutfluss. Dadurch nimmt die Durchblutung ab, und die Überfüllung der Vene wird beendet. Bei Patientinnen mit Cellulite ist dieser Reflex in der Haut aus unbekannter Ursache gestört. Ohne den Schutzreflex kommt es zu einer Überfüllung der Unterhaut und zu einer zunehmenden Ödemneigung.

- **Rauchen** Rauchen ist für viele Krankheiten verantwortlich. Auch für die Cellulite? Indirekt schon, denn Rauchen lässt die Haut dünner werden. Zwischen 25 und 40 Prozent soll die Haut durch die Glimmstängel einbüßen, so der Vergleich von rauchenden mit nicht rauchenden Zwillingen. Gleichzeitig verliert die Haut durch die Zigaretten an Elastizität, was zu der charakteristischen, feinfaltigen Raucherhaut führt. Beide Faktoren lassen die Fettkammern deutlicher hervortreten.
- **Bewegungsmangel** Jede Bewegung fördert nicht nur den Fettabbau, sie führt auch zu einer verbesserten Durchblutung. Über gut durchbluteter Muskulatur wird weniger Fett deponiert. Dies sind nur zwei der Gründe, warum Bewegung eine so große Rolle bei der Cellulite spielt. Wer wenig Sport treibt, trägt auf jeden Fall ein höheres Risiko. Es lässt sich auch leicht nachvollziehen, dass über einer gut ausgebildeten Pomuskulatur die Haut straffer erscheint.
- **Schwangerschaft** Auch nach Schwangerschaften verändert sich die Haut im Rahmen der natürlichen Gewichtsschwankung. Nicht nur die gefürchteten Schwangerschaftsstreifen zeigen die Schädigung des Unterhautgewebes, auch die Cellulite kann sprunghaft zunehmen. Die Gründe sind vielfältig. Neben der Gewichtszunahme sind die allgemeine Ödemneigung in der Schwangerschaft und natürlich auch die Hormonumstellung von Bedeutung.
- **Genetik** Häufig berichten Frauen, dass ihre Mütter und Schwestern ebenfalls zu Cellulite neigen. Gleichzeitig sei das so genannte schlechte Bindegewebe in der Familie verbreitet. Zwar sind exakte Zahlen zum Thema nicht bekannt, doch dürfte eine gewisse Veranlagung auch bei der Cellulite nicht unwesentlich sein. Es kommt dann jedoch darauf an, die obigen Risikofaktoren zu minimieren.

Letztlich handelt es sich bei der Cellulite also um ein Krankheitsbild mit vielfältigen Ursachen. Man könnte es als Mini-Lipödem bezeichnen; die Erkrankung beruht in erster Linie auf einer Störung der Mikrozirkulation, vermehrter Fetteinlagerung, einem eiweißreichen Ödem sowie anschließender Verhärtung.

Info

Cellulite hat viele Ursachen, ist aber keine »Verschlackung« des Binde- oder Fettgewebes, wie manchmal behauptet wird. Schlacken fallen im Ofen an, im menschlichen Körper sind diese gänzlich unbekannt. Wenn ein Verfahren zur Behandlung der Cellulite mit der Begründung angepriesen wird, es wirke der »Verschlackung« entgegen, ist es selten wissenschaftlich stichhaltig.

Verschiedene Behandlungsversuche

Sehr beliebt als »Cellulite-Wundermittel« sind Präparate exotischer Herkunft, uralte Heilmittel, die neu entdeckt wurden, oder Substanzen, die von der bösen Schulmedizin heimtückisch verschwiegen werden. Hier ist Vorsicht geboten.

Die Anzahl der Vorschläge für die Cellulitebehandlung sind nicht zu zählen. Wie immer, wenn es so viele unterschiedliche Therapieformen gibt, sollte man vorsichtig sein. Gäbe es ein Therapieverfahren mit durchschlagendem Erfolg, würde es sich vermutlich in kürzester Zeit durchsetzen.

Das können Sie sich sparen

Besonders kritisch sind alle Empfehlungen zu prüfen, die in Frauenzeitschriften groß beworben werden und mit sensationellen Therapieerfolgen in kürzester Zeit locken. Ebenso empfiehlt sich Zurückhaltung, wenn die beworbenen Präparate auf der gleichen Seite oder im selben Heft gleich bestellt werden können. Sicher ist, dass eine Reihe von Therapieansätzen grundsätzlich nicht oder nicht nennenswert wirksam ist. Dazu zählen alle Cremes und Salben. Die Kosten für diese Pflegemittel können Sie sich getrost sparen. Eine mögliche Ausnahme könnten Salben sein, die höhere Mengen an Östrogenen oder Gestagenen enthalten. Bevor Sie diese – im Übrigen verschreibungspflichtigen – Substanzen jedoch anwenden, sollten Sie unbedingt mit einem Arzt sprechen. Auch Medikamente wie »Fett-weg-Pillen«, Entschlackungstees und leider auch die meisten Geräte nützen eher dem Hersteller als den Betroffenen.

Sinnvolle Therapiemaßnahmen

Alle wesentlichen bekannten und wirksamen Therapien finden sich im therapeutischen Teil (siehe S. 60ff.). Die Behandlungsmethoden sind grundsätzlich die gleichen wie beim Lipödem. Welche Thera-

Stadien der Cellulite

Wie die meisten Krankheiten wird auch die Cellulite in mehrere Schweregrade eingeteilt, je nach äußerem Erscheinungsbild. Unter »Orangenhaut« versteht man die feine, punktförmige Einziehung der Haut, unter »Matratzenphänomen« eine deutliche gröbere, buckelige Form der Hautunregelmäßigkeit.

- **Stadium 0** (normal) Die Haut ist auch im Stehen glatt. Beim »Kneiftest« sieht man Falten und Furchen, ansonsten jedoch höchstens ein leichtes Orangenhautphänomen.
- **Stadium 1** Die Hautoberfläche ist sowohl im Stehen als auch im Liegen glatt, der »Kneiftest« offenbart jedoch ein ausgeprägtes Matratzenphänomen.
- **Stadium 2** Die Hautoberfläche ist im Liegen noch glatt, im Stehen fällt das Matratzenphänomen auf.
- **Stadium 3** Das Matratzenphänomen ist nun auch im Liegen sichtbar.

Der Übergang vom einen Stadium zum anderen erfolgt meist fließend und über Jahre hinweg. Rasche Verschlechterungen kommen gehäuft nach einer Schwangerschaft oder bei einer starken Gewichtszunahme vor.

pien zum Einsatz kommen, hängt von der Schwere der Erkrankung, den begleitenden Symptomen und vom Ausmaß des Leidens am eigenen Hautbild ab. Vor der Therapie steht die Diagnose.

Angenommen, eine schlanke, junge Frau hat eine leichtere Cellulite im Bereich der Oberschenkel. Sie treibt dreimal pro Woche Sport, ist normalgewichtig und ansonsten kerngesund. Bei ihr werden bestimmte Massagetechniken (siehe S. 73) völlig ausreichen. Ganz anders bei einer übergewichtigen Frau, bei der die Cellulite bereits stark fortgeschritten ist und mit diffusen Schwellungen der gesamten Haut, Spannungsgefühlen in den Beinen, Schmerzen vor der Periode, Magen-Darm-Beschwerden und anderem einhergeht. Hier wird man mehrere Therapien kombinieren, da die Cellulite nur Teilsymptom einer viel weiter gehenden Ödemneigung ist.

Cellulite als kosmetisches Problem zu behandeln, wird weder dem Leiden der Betroffenen noch dem komplizierten medizinischen Phänomen gerecht.

Lipödem – schmerzhafte Schwellungen

Wenn sich aus dem »Mini-Lipödem« der Cellulite ein echtes Lipödem entwickelt, kommen zu dem psychischen Druck auf die betroffenen Frauen noch körperliche Schmerzen hinzu: neben Spannungsgefühlen in den geschwollen Bereichen eine Berührungsempfindlichkeit, die schließlich zu chronischem Schmerz führt. Spätestens dann sollten Sie einen Arzt Ihres Vertrauens hinzuziehen.

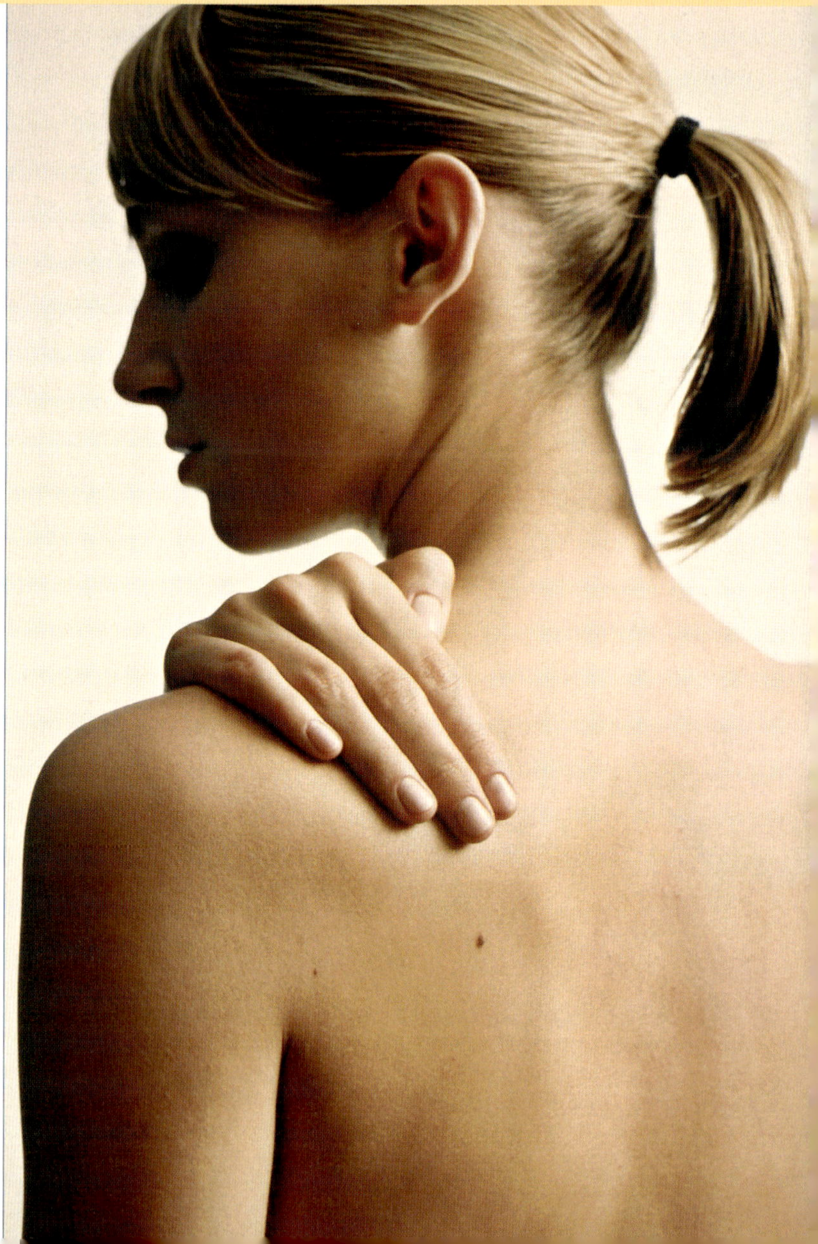

Was genau ist ein Lipödem?

Unter einem Lipödem (Fettstauung) versteht man eine beidseitige Schwellung von Beinen, Armen oder anderen Körperteilen, bei der das Fettgewebe vermehrt ist und es gleichzeitig vermehrt Flüssigkeit enthält. In der Regel reicht die Schwellung vom Beckenkamm bis zu den Knöcheln, die Füße sind vollständig ausgespart. Je nach Ausprägung kann sich daher an den Knöcheln ein Vorsprung finden (Fettkragen), an dem die Fetteinlagerung beginnt. Die Betroffenen klagen anfangs über Spannungsgefühle in den geschwollenen Gebieten, später kommen Berührungsempfindlichkeit und oft starke Dauerschmerzen hinzu.
Meist ist der Oberkörper erheblich schlanker, die Hüften und Beine scheinen nicht zum gleichen Menschen zu gehören. Die betroffenen Frauen benötigen für Hosen und Röcke zwei Nummern stärkere Konfektionsgrößen als für Blusen und Jacken.

Daran erkennen Sie ein Lipödem

- Die Schwellung ist immer symmetrisch.
- Die Beine verlieren langsam die Form. Knöchel und Knie sind kaum noch erkennbar, die Beine nehmen die Form von Säulen oder Trichtern an.
- Besonders starke Schwellungen finden sich an Hüften (Reiterhosen), Innenseiten von Oberschenkeln und Kniegelenken.
- Oberhalb der Knöchel staut sich das Fettgewebe meist besonders stark (Fettmuff). Neben den Beinen können auch die Arme, der Nacken, letztlich der ganze Körper betroffen sein.

Ab einem gewissen Stadium ist das Lipödem nicht nur schmerzhaft, die Betroffenen klagen auch über Einblutungen (blaue Flecken), selbst wenn sie sich nur minimal stoßen. Oft können sie sich nicht mehr erinnern, wo sie sich die vielen Stöße zugezogen haben. Auffallend ist, dass die Haut im fortgeschrittenen Stadium des Lipödems häufig kühl und schlecht durchblutet ist.

Info

Ein Lipödem wird offiziell folgendermaßen definiert: Es ist eine meist fortschreitende Erkrankung, die durch eine symmetrische Unterhaut-Fettgewebsvermehrung überwiegend der Beine, selten der Arme gekennzeichnet ist. Zusätzlich besteht eine Ödembildung, häufig mit Spannungs-, Druck- und Berührungsschmerzen sowie eine Neigung zu Blutergüssen auch nach geringeren Verletzungen. Im fortgeschrittenen Stadium kann sich ein Lymphstau ausbilden.

Vor allem Frauen sind betroffen

Das Lipödem ist eine ausgesprochen häufige Erkrankung, die praktisch ausnahmslos Frauen betrifft. Überraschenderweise gibt es jedoch kaum Untersuchungen über das exakte Vorkommen. Schätzungen gehen von rund zehn Prozent aller Frauen in Deutschland aus, die mehr oder minder betroffen sind – d. h., es gibt mehrere Millionen Leidtragende.

Meist berichten die betroffenen Frauen, dass schon die Mutter, Großmutter oder auch die Schwester ähnliche Beschwerden (»dicke Beine«) hatten. Ebenso ist das so genannte schlechte Bindegewebe in der Familie verbreitet. Auch hier fehlen genaue Untersuchungen, doch muss man davon ausgehen, dass mindestens bei der Hälfte der Fälle eine entsprechende familiäre Belastung vorliegt.

Bei Männern tritt die Erkrankung praktisch nicht auf, allerdings gibt es auch Ausnahmen. Nehmen (vor allem übergewichtige) Männer über längere Zeit weibliche Hormone ein, zeigen sich auch hier die typischen Veränderungen. Offensichtlich reagieren Binde- und Fettgewebe sehr empfindlich auf die hormonelle Situation.

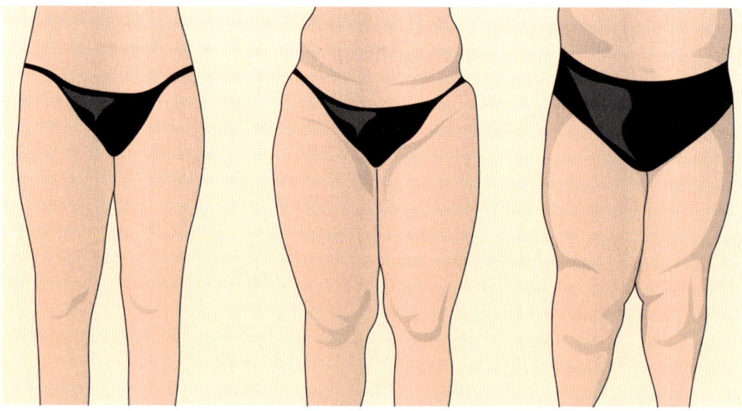

Von links nach rechts sieht man Lipödeme in den Stadien I, II und III (von links nach rechts). Die Erkrankung kann auch deutlich schwerere Formen annehmen.

Entwicklungsstadien des Lipödems

Der Beginn des Lipödems verläuft schleichend. Viele Frauen berichten davon, dass sie bereits in der Kindheit dickere Beine gehabt haben. Es gibt jedoch zwei typische Situationen, in denen sich die Symptomatik deutlich verschlechtert:

- Bei hormonellen Veränderungen
- Bei Gewichtszunahme

Zu solchen hormonellen »Klippensituationen« kommt es vor allem in der Pubertät, bei einer Schwangerschaft, während der Wechseljahre und bei der Einnahme von Hormonpräparaten. Erfolgt in dieser Phase gleichzeitig eine Gewichtszunahme, wird aus der Neigung zu »dicken Beinen« allmählich ein Krankheitsbild.

Statt Lipödem finden sich oft auch die folgenden, wenig schmeichelhaften Bezeichnungen: dicke Beine, Fettödem, Fettbein, (schmerzhaftes) Säulenbein, Sülzbein, Reithosenfettsucht, Lipidose, schmerzhafte Fetteinlagerung (Lipomatosis dolorosa) und schmerzhafte Fettsucht (Adipositas dolorosa).

Stadium I

Im ersten Stadium der Erkrankung fallen besonders die dickeren Beine auf, die nicht zur restlichen Figur passen wollen. In dieser Phase liegt bei den meisten Frauen kein wesentliches Übergewicht vor. Die Haut ist glatt, und das Matratzenphänomen zeigt sich nur beim »Kneiftest«: Die Haut ist auffallend wellig, die Hautporen sind eingezogen (Orangenhaut). Die Unterhaut erscheint etwas verdickt. Fährt man mit der Hand über den geschwollenen Bereich der Haut, tastet man in der Tiefe kleine Fettknötchen. Sie fühlen sich wie Schrot- oder Styroporkügelchen im Gewebe an.

Schmerzen treten in diesem Stadium nicht auf, allerdings klagen die betroffenen Frauen häufig über ein Spannungsgefühl in den Beinen, wenn sie lange Zeit stehen oder sitzen mussten, z. B. bei langen Autofahrten. Abends zeichnen sich dann die Strümpfe an den Unterschenkeln ab.

Stadium II

Der Übergang von Stadium I zu Stadium II erfolgt fließend. Oft ist eine Gewichtszunahme der entscheidende Auslöser. Fällt das wellige Hautbild in Stadium I nur beim Zusammenschieben der Haut auf, sieht man es nun auch im Ruhezustand. Besonders auffällig ist es im Stehen, im Liegen sind die Unebenheiten anfangs weniger zu sehen.
Fährt man nun mit der Hand über die entsprechenden Hautbereiche, sind die Knötchen viel deutlicher zu spüren und haben etwa die Größe von Walnüssen erreicht. Auch die Stauungsbeschwerden sowie die Schmerzen nehmen zu.

Das Lipödem ist keine neuartige Erkrankung. Das Phänomen findet sich bereits bei einer 5000 Jahre alten Götterstatue aus Malta. Auch die ägyptische Königin von Punt wurde vor 3500 Jahren mit einem Lipödem Stadium III auf einer Reliefzeichnung abgebildet.

Stadium III

Im letzten Stadium des Lipödems ist die Haut noch mehr verdickt und verhärtet und fühlt sich auffallend kühl an. Nun sind die Knoten und Wellen bereits äußerlich deutlich sichtbar. Es bilden sich zusätzlich ausgeprägte Falten und Fettlappen, besonders an den Innenseiten der Oberschenkel, der Knie oder als so genannte Reiterhosen. Diese Schwellungen können das Gehen sehr erschweren, insbesondere wenn sich die Hautfalten entzünden.
Darüber hinaus sticht ins Auge, dass Hände und Füße von der Fettansammlung ausgespart sind, die Schwellung also abrupt an Handgelenken und Knöcheln ansetzt; der Arzt spricht dann von Fettkragen. Auch der Berührungs- und Spannungsschmerz ist nun sehr ausgeprägt, und viele Betroffene sind hinsichtlich der Lebensqualität massiv eingeschränkt.

Die Erkrankung schreitet fort

Spätestens in Stadium III setzen auch Lymphödeme (siehe S. 53ff.) ein. Die Füße sind abends so geschwollen, dass viele Frauen im Laufe des Tages die Schuhe wechseln müssen. Abends passen die

Füße nur noch in offene Pantoffeln. Die Hautfalten über den Zehen (oder Fingern) lassen sich nun nicht mehr abheben (»positives Stemmersches Zeichen«, siehe S. 46).
Das Lipödem beginnt zwar meist an den Beinen; in Stadium II und III kommen jedoch auch Schwellungen in anderen Körperregionen hinzu. Zunächst nehmen die Oberarme an Umfang zu, später auch der ganze Arm bis hinunter zum Handgelenk. Vermehrte Fetteinlagerungen treten auch am Rücken auf. Besonders deutlich ist dies oberhalb des letzten Halswirbels (»Stiernacken«), an der Außenseite des Rückens, wo der Oberarm anliegt, an den Hüften und am Gesäß.

Ein Teufelskreis

Fast alle Patientinnen leiden in Stadium III des Lipödems zusätzlich an Übergewicht. Ist es ausgeprägt, besteht meist ein Spannungsgefühl am ganzen Körper. Viele Frauen berichten davon, dass sich die Haut wie in einen Taucheranzug eingesperrt anfühle.
Bewegungen fallen nun immer schwerer. So geraten Patientinnen mit ausgeprägtem Lipödem in eine fatale Situation: Sie wollen verzweifelt abnehmen, doch dies gelingt ihnen aufgrund der Unbeweglichkeit fast gar nicht. Falls sie es jedoch mit größter Mühe doch schaffen, sich ein paar Kilos abzuhungern, müssen sie enttäuscht feststellen, dass sie an der falschen Stelle abgenommen haben. Oberkörper oder Gesicht werden zwar dünner, die Beine aber bleiben, wie sie sind.

Schwerste Formen

Bei erheblich übergewichtigen Patientinnen kann die Krankheit zu äußerst schwerwiegenden Veränderungen führen. Die Fettfalten sind so umfangreich, dass das Gehen praktisch unmöglich wird und die Betroffenen beständiger Hilfe bedürfen. Eine ausgedehnte stationäre Behandlung in einer Spezialklinik (Lymphklinik) ist für sie unumgänglich.

Info

Vor allem beim Lipödem in den Stadien II und III treten abends auch Schwellungen auf, besonders bei längerem Stehen oder an feuchtwarmen Tagen. Drückt man abends mit dem Daumen auf die Knöchel oder das Schienbein, entsteht dort eine kleine Delle.

Formen des Lipödems

Meist tritt das Lipödem an den Beinen und Hüften auf. Bei der häufigsten Form sind die Beine entweder säulenartig oder trichterartig verändert. Andere Frauen haben dagegen schlanke Beine und lagern stattdessen vermehrt Fett und Flüssigkeit in den Armen – vor allem den Oberarmen – sowie an Nacken, Bauch oder dem ganzen Oberkörper ab. Wiederum sind die Hände ausgespart. Je nachdem, an welcher Stelle sich das Lipödem bildet, unterscheidet man verschiedene Typen, die alleine oder kombiniert auftreten können:

- Oberschenkel-Typ
- Waden-Typ
- Oberarm-Typ
- Ganzarm-Typ
- Unterschenkel-Typ
- Ganzbein-Typ
- Unterarm-Typ

Verlauf der Erkrankung

Die Prognose eines Lipödems ist umso besser, je früher und fachkundiger es behandelt wird.

Zuerst die gute Nachricht: Das Lipödem beeinträchtigt die Lebenserwartung nicht. Es gibt jedoch noch eine weniger gute Nachricht: Wenn das Lipödem nicht richtig und nicht rechtzeitig behandelt wird, verschlechtert es sich langsam, aber kontinuierlich. Das gilt ganz besonders dann, wenn keine ausreichende Therapie vor dem 35. Lebensjahr eingeleitet wird. Zusätzliche Gewichtszunahmen führen in diesen Fällen meist zu einer geradezu sprunghaften Verschlechterung.

Je länger das Krankheitsbild besteht, desto mehr kommt es zu einer Verhärtung des Gewebes und zu einem zusätzlichen Lymphödem, was dann als Lipo-Lymphödem oder Lymph-Lipödem bezeichnet wird. Mit einer solchen Entwicklung muss durchschnittlich nach etwa 17 Jahren gerechnet werden.

Wie kommt es zum Lipödem?

Obwohl das Lipödem Millionen von Frauen betrifft und besonders in den Stadien II und III zu schwerwiegenden Konsequenzen führt, ist über seine Ursache nur wenig bekannt. Doch das Wenige, das Forscher mittlerweile herausgefunden haben, gibt wichtige Hinweise für die Therapie.
Entscheidend für die Ausbildung eines Lipödems sind Veränderungen in der Mikrozirkulation, also der Durchblutung in den kleinsten Blutgefäßen, vor allem der Kapillaren (siehe S. 18). Diese sind für Wasser vollständig durchlässig, halten jedoch Zellen und Eiweiß zurück. Aufgrund unbekannter Faktoren werden die Kapillaren mit der Zeit undichter und brüchiger. Diese höhere Verletzungsanfälligkeit ist auch die Ursache für die vielen Blutungen (blaue Flecke), unter denen die Betroffenen leiden.

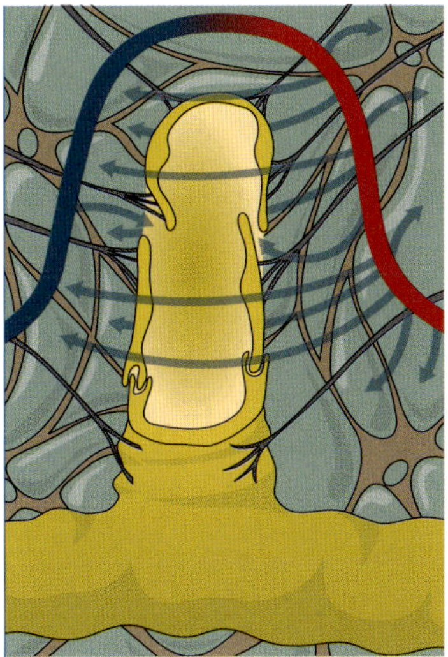

Wenn vermehrt Wasser und Eiweiß die Kapillaren (rot) verlässt, kommt es zu einer Schwellung des Bindegewebes (grün), da die Lymphgefäße (gelb) im Abtransport überfordert sind.

Eiweiß – das Hauptproblem

Die zweite Auswirkung der Gefäßveränderung ist noch wichtiger: Die Kapillaren lassen auch vermehrt Eiweiße austreten. Eiweiß, so viel steht fest, bindet in hohem Maße Wasser. So entsteht im Bindegewebe ein eiweißreiches Ödem.
Alles Eiweiß, das aus den Kapillaren ausgetreten ist, sowie das von ihm gebundene Wasser kann ausschließlich über das Lymphsystem abtransportiert werden. Eine ganze Weile geht das auch gut, da das Lymphgefäßsystem über eine gewisse Reservekapazität verfügt – wenn also mehr Lymphflüssigkeit anfällt, kann es auch mehr transportieren.

Info

Das Unterhautfettgewebe ist weich und dehnbar, dort kann leicht Fett eingelagert werden. Je dicker die Fettdepots werden, desto schlechter wird es wieder abgebaut. Daraus entwickelt sich eine verzwickte Situation: Fett gelangt zwar schnell hinein, aber schwer wieder hinaus. Je mehr Pfunde sich an Hüften und Beinen ansammeln, desto ausgeprägter wird dieses Phänomen.

Überfordertes Lymphsystem

Doch irgendwann stößt auch unser Lymphsystem an seine Grenzen. Es entsteht nun eine sichtbare Schwellung, ein Ödem. Wenn wir viel stehen oder sitzen, treten diese Ödeme besonders an den Beinen auf.

In der Flüssigkeit, die aus den Kapillaren strömt, befindet sich auch Fett, meist in Form von Triglyzeriden. Diese versorgen die Zellen mit wertvoller Energie. Je mehr Eiweiß und damit Wasser im Gewebe ist, desto mehr Fett wird in der Unterhaut eingelagert und dann nur sehr schwer wieder abgebaut. Der Weg in die Unterhaut-Fettdepots wird zur Einbahnstraße: Rein geht es leicht, raus nur äußerst schwer.

Die Folge: In der Unterhaut sammelt sich eine brisante Eiweiß-Wasser-Fett-Mischung an. Je dicker sie wird, desto schlechter funktionieren Lymphtransport und Fettabbau. Und je schlechter diese Substanzen abgebaut werden, desto mehr davon sammelt sich an – ein Teufelskreis!

Sogar die Venen tragen zum Lipödem bei

Wenn die Beine nun an Umfang zunehmen, kommt ein weiterer Faktor ins Spiel. Die Haut verliert einen Teil ihrer Elastizität und weitet sich. Auch dies wirkt sich ungünstig auf den Lymphfluss und das Lipödem aus.

Wenn wir lange Zeit auf einer Stelle stehen, z. B. beim Schlangestehen an der Kasse, sammelt sich das Blut in den Beinvenen. Der Druck in den Venen nimmt erheblich zu. Gehen wir jedoch einige Schritte oder wippen nur ein wenig auf den Zehen, reduziert sich der Druck wieder. Diesen Entlastungseffekt verdanken wir dem Zusammenspiel von Muskeln und Venenklappensystem: Die Venen werden von den Muskeln zusammengedrückt; da sie über

ähnliche Klappen wie das Lymphsystem verfügen (siehe S. 18f.), wird durch die Muskelbewegung sehr viel Blut aus den Venen zum Herz zurückgepumpt.
Die Voraussetzung für die funktionierende Muskelpumpe ist der elastische Druck der Haut auf Venen und Muskulatur. Die Haut wirkt wie ein natürlicher Kompressionsstrumpf. Ohne diese Kompression würde das Venenblut den Weg des geringsten Widerstandes wählen und lieber in die dehnbare Unterhaut ausweichen. Es kommt zu Schmerzen und Schwellungen.
Die überdehnte Haut beim Lipödem hat genau diese Konsequenz. Sie wirkt nicht mehr wie ein kräftiger Kompressionsstrumpf, und die Venen pumpen Flüssigkeit in das Unterhautfettgewebe. Das Ödem reichert sich in den Beinen an und überfordert das Lymphgefäßsystem noch zusätzlich. Viele Betroffene können den Effekt überrascht an sich selbst feststellen: Nach dem Sport z. B. waren die Beine früher schlank, nun nimmt die Schwellung nach der Bewegung sogar noch zu.

Sind die Beine nach Sport oder Bewegung schwer oder geschwollen, deutet dies auf ein Problem der Venen- oder Lymphklappen hin.

Auch nicht unschuldig – die Arterien

Man kann es kaum glauben, doch auch die Arterien tragen zum Ödem bei. Gesunde Menschen verfügen über einen wichtigen Schutzreflex, der Ödeme begrenzt: Nimmt der Druck in einer Vene zu, sendet diese ein Signal an die Arterie, von der sie versorgt wird. Die Arterie zieht sich zusammen, und der Blutfluss vermindert sich. Dadurch lässt auch der Druck in der Vene nach.
Beim Lipödem ist dieser venoarterielle Reflex gestört. Obwohl die Venen übervoll sind, mindern die Arterien die Blutzufuhr nicht. Die Venen laufen gewissermaßen über – und trotzdem lässt die Arterie immer noch Blut ins Überschwemmungsgebiet. So kommt es auch durch diesen Mechanismus zur Ödemzunahme.

Lipödem und Fibromyalgie

Die Schmerzen beim Lipödem erklären sich zum Teil aus der erwähnten Beeinträchtigung der sensiblen Nerven und dem erhöhten Gewebedruck. Es kommen jedoch noch weitere Faktoren hinzu. Leidet jemand unter lang anhaltenden Schmerzen, kommt es zu einer Veränderung der Schmerzverarbeitung selbst. Immer geringere Berührungsreize lösen heftige Beschwerden aus. Man spricht von einer Senkung der Reizschwelle.
Das Phänomen kennen die meisten Menschen von Zahnschmerzen. Wer ein Loch im Zahn hat, bekommt Schmerzen an genau diesem einen Zahn. Geht man jedoch trotz dieses Defekts einige Tage nicht zum Zahnarzt, nehmen die Beschwerden deutlich zu. Das Loch hat sich in der kurzen Zeit nicht etwa vergrößert, die Reizschwelle ging jedoch nach unten. Der gleiche Nervenimpuls verursacht nun stärkere Beschwerden. Wer den Zahnarzt jetzt immer noch meidet, muss bald feststellen, dass immer mehr gesunde Zähne schmerzen. Nach wenigen Wochen sind die Beschwerden kaum noch auszuhalten. Sie umfassen jetzt alle Zähne und die Wangen. Bereits der kalte Luftstrom beim Einatmen löst ein heftiges Stechen und Brennen aus. Verantwortlich für das Leiden ist eine Absenkung der Schmerzschwelle im Bereich des Kiefers.
Solche Schwellenabsenkungen gibt es jedoch auch im Bereich des Körpers in Folge von lang anhaltenden Schmerzuständen. Dann kann buchstäblich alles wehtun. Neben Schmerzen besteht auch eine allgemeine Überempfindlichkeit der Sinne. Die Betroffenen werden licht-, lärm-, geruchs- und berührungsempfindlich und leiden unter ihrer seelischen Sensibilität.
Das rätselhafte Krankheitsbild, das in einigen Aspekten mit dem Lipödem verwandt ist, heißt Fibromyalgie-Syndrom.

Ganzkörperschmerzen und Erschöpfung

Das Fibromyalgie-Syndrom zeichnet sich vor allem durch Schmerzen am gesamten Körper und sehr starke Abgeschlagenheit aus. Die Betroffenen gehen abends erschöpft zu Bett, doch wachen sie bereits nach wenigen Stunden erneut auf und finden nicht wieder zur Ruhe. Sie wälzen sich von einer Seite auf die andere, sind am Morgen völlig zerschlagen und sehen dann oft aufgedunsen und geschwollen aus. Meist leiden sie zusätzlich unter einem Reizdarmsyndrom mit Völlegefühl, Blähungen, Durchfall oder Verstopfung. Besonders Frauen – sie sind zu 90 Prozent von den Beschwerden betroffen – klagen auch über Reizblase, Unterleibsbeschwerden, Schwindel, Benommenheit, Lärm- oder Lichtempfindlichkeit, vermehrte Ängstlichkeit und Depressivität. Hilfreich gegen die umfangreichen Beschwerden haben sich vor allem gezielte Programme erwiesen, bei denen physiotherapeutisch, psychologisch und medikamentös behandelt wird.

Schmerzen durch Schmerzen

Das Lipödem ist eine ausgesprochen schmerzhafte Erkrankung. Merkwürdigerweise führen ausgerechnet die Schmerzen selbst zur Verstärkung des Ödems. Ärzte sprechen in diesem Fall von einer neurogenen, also durch Nerven vermittelten Entzündung; das Phänomen ist in der Schmerzforschung gut bekannt. Gemeint ist, dass eine dauerhafte Übererregung der Nerven zu einer Entzündung im Schmerzgebiet führt. Dadurch werden – wie bei jeder Entzündung – die Kapillaren durchlässiger; es kommt zu einer weiteren Schwellung und damit zu weiteren Schmerzen.
Bei einer Entzündung tritt sehr viel Eiweiß in das Gewebe aus. Dieses wird von Fresszellen, so genannten Makrophagen, abgebaut. Doch ausgerechnet diese Zellen sind beim Lipödem vermindert. So wird auch auf der cellulären Ebene das Ödem begünstigt.

Im Südwest Verlag sind bislang vier Bücher von Dr. Thomas Weiss zum Thema »Fibromyalgie« erschienen: Als Einstieg eignet sich *Schmerzen überall – Fibromyalgie,* über die Selbsthilfe informiert *Das Fibromyalgie-Programm,* über die Ernährungsumstellung *Fibromyalgie – das Ernährungsprogramm* und zu allen weiteren, insbesondere juristischen Fragen *100 Fragen zur Fibromyalgie.*

Schmerzen und Schwellung

Durch ausgeprägte Ödeme werden die kleinen Nervenendigungen in Fettgewebe, Muskeln und Bindegewebe gereizt. Diese Reizung lässt sich sowohl durch den mechanischen Druck als auch über chemische Botenstoffe erklären. Schmerzen sind die Folge. Anfänglich treten sie vor allem in den Beinen auf. Viele Frauen klagen über ausgeprägte Empfindlichkeit bereits bei kleinsten Stößen, die dann auch Folgen in Form von blauen Flecken haben.
Nehmen die Schwellungsbeschwerden jedoch zu, breiten sich auch die Schmerzen aus. Nicht nur die Beine, auch Hüften, Rücken, Oberarme und andere Körperregionen sind betroffen. Am Ende klagen viele Frauen über Schmerzen am ganzen Körper.
Häufig werden diese Klagen nicht ernst genommen. Die Betreffenden gelten als zimperlich, oder man erklärt, die Schmerzen seien eingebildet. Doch beides trifft nicht zu! Die ungewöhnliche Schmerzempfindlichkeit ist ein häufiges Phänomen beim Lipödem und eine seiner schwersten Komplikationen.

Lipödeme erkennen

Lipödeme werden selten diagnostiziert und oft mit anderen Krankheitsbildern, insbesondere dem Übergewicht (Adipositas) und dem Lymphödem, verwechselt. Häufig haben die betroffenen Frauen jahrelange oder jahrzehntelange Leidenswege hinter sich, bis die richtige Diagnose gestellt wird. Meist wird den Patientinnen erklärt, sie sollten weniger essen und sich mehr bewegen. Doch genau das haben die meisten von ihnen schon unzählige Male erfolglos versucht. Oft wird ihnen unterstellt, heimlich zu essen.

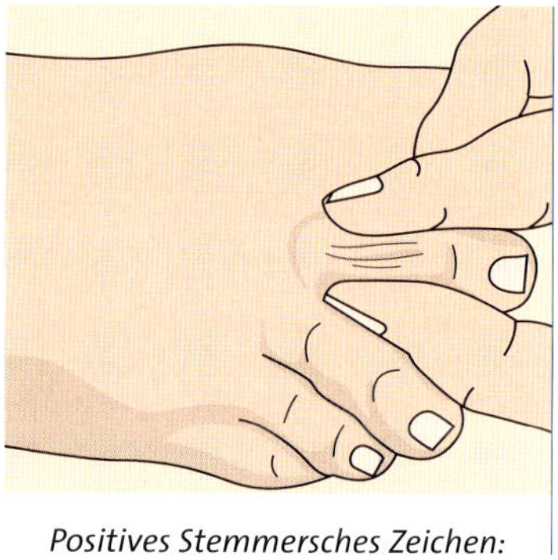

Positives Stemmersches Zeichen: Ist viel Flüssigkeit eingelagert, lässt sich die Haut an den Zehen nicht mehr abheben. Die Haut bildet beim Zusammenkneifen lediglich eine kleine Wulst.

Keine komplizierten Untersuchungsverfahren

Für die korrekte Diagnose reichen eine einfache Erhebung der Beschwerden und Vorgeschichte sowie eine körperliche Untersuchung meist aus. Typisch für die Erkrankung ist die symmetrische Schwellung der Beine (und/oder Arme), wobei Fußrücken und Hände nicht betroffen sind. Die Schwellung reagiert schmerzhaft auf Druck, Hämatome (blaue Flecken) sind häufig. Die Beschwerden beginnen meist in der Pubertät, Diäten sind wirkungslos.
Ein Detail spielt bei der Unterscheidung zwischen Lipödem und Lymphödem eine große Rolle: die Frage, ob man die Haut über den Zehen oder Fingern abheben kann oder nicht. Beim Lipödem ist das möglich, beim Lymphödem nicht, da hier die Schwellung auch die Füße oder Hände umfasst. Man spricht von einem positiven oder negativen Stemmerschen Zeichen; bei Ersterem ist das Abheben der Haut nicht möglich, bei Zweiterem schon.

Laborchemische Untersuchungen

Weder Lipödem noch Cellulite können durch einen bestimmten Labortest nachgewiesen werden. Allerdings helfen Laborwerte, andere Erkrankungen auszuschließen, die ebenfalls zu Ödemen führen. Ein Arzt wird daher möglicherweise einige Laborwerte bestimmen. Zu den wichtigsten in diesem Zusammenhang gehören die folgenden:

- Eiweißelektrophorese
- Gesamteiweiß
- Natrium
- Kalium
- Kreatinin
- Harnstoff
- Harnsäure
- Kreatinin-Clearance
- Urinstatus
- Transaminasen
- Alkalische Phosphatase
- Bilirubin
- T3
- T4
- TSH
- Eventuell Kortisol

Messmethoden

Ein Ödem, also eine Wassereinlagerung, zu messen, ist schwieriger, als das auf den ersten Blick erscheinen mag. Stellt man sich auf die Waage, wird der Körper behandelt, als bestünde er aus einem einzigen Material. Zwischen Organen, Fett, Muskulatur und Wasser wird nicht unterschieden.

Bodyfat-Waagen

Seit einigen Jahren gibt es Waagen, die auch den Körperfettanteil anzeigen. Um diesen Wert angeben zu können, wird ein harmloser hochfrequenter Wechselstrom von einem Bein in das andere geleitet und dabei der elektrische Widerstand gemessen. Fettgewebe, Muskeln, Wasser, Bindegewebe, Knochen und innere Organe weisen einen leicht unterschiedlichen Widerstand auf. Gelingt es, diese Unterschiede genau zu bestimmen, kann man analysieren, aus welchen Körperanteilen sich das Gewicht zusammensetzt.
Bei einfachen Geräten, wie sie preiswert im Handel zu erwerben sind, erhält man eine ungefähre Abschätzung der Fettwerte. Es gibt jedoch für medizinische und wissenschaftliche Zwecke weiterentwickelte Geräte, die sehr zuverlässige Untersuchungen ermöglichen.

Für wissenschaftliche Fragestellungen lässt sich die Menge des Fettgewebes noch genauer bestimmen: Bei einem Vergleich des Körpergewichts über und unter Wasser muss man leider einmal vollständig ins Wasser eintauchen und alle Luft aus der Lunge pusten; darüber hinaus gibt es eine spezielle Röntgenuntersuchung (Dual Electron X-Ray Absorptiometry, kurz: DEXA) und eine Messung z.B. der Bauchfalten im CT oder MRT.

Sie messen mit mehreren Frequenzen, vergleichen diese, korrigieren mögliche Fehler und errechnen aus den gewonnenen Daten weitreichende Analysen.
Misst man mehrfach im Verlauf einer Behandlung, so kann man daraus deutlich ablesen, ob die Therapie die gewünschten Erfolge zeigt. Fett und Wasser sollten sich reduzieren, während sich gleichzeitig langsam Muskelmasse aufbauen sollte.

Berechnung des Beinvolumens

Bei dieser Methode misst man vom Knöchel bis zur Leiste im Abstand von vier Zentimetern den Umfang des Beins. Auf diese Weise lässt sich mit Hilfe einer Rechenformel das Beinvolumen bestimmen, und man kann den Erfolg einer Entstauungstherapie in Litern bemessen. Allerdings ist es dabei nicht möglich, zwischen Fett, Wasser oder Muskeln zu unterscheiden.
Ähnlich, aber automatisiert, läuft eine Umfangmessung der Beine mit Hilfe eines Laserstrahls ab. Die Geräte werden beispielsweise von Sanitätshäusern benutzt, um die optimalen Kompressionsstrümpfe zu finden.

Oft werden Patientinnen, die an Lipödemen leiden, mit so genannten Wassertabletten (Diuretika) behandelt. Die Therapie liegt aufgrund der Wassereinlagerung zwar nahe, ist aber leider grundlegend falsch!

Fehlerhafte Behandlung

Patientinnen mit Lipödem erhalten aufgrund der erkennbaren Schwellung meist Wasser treibende Medikamente (Diuretika). Zwar liegt solch ein Vorgehen auf der Hand, ist jedoch leider falsch!
Diuretika sind äußerst segensreich, wenn sich zu viel Flüssigkeit in der Blutbahn befindet, und auch bei eiweißarmen Ödemen im Bindegewebe sind sie angebracht. Beim Lipödem besteht jedoch eher ein Flüssigkeitsmangel in den Blutgefäßen, da mit dem Eiweiß auch viel Wasser in das Gewebe strömt. Das Eiweiß hält das Wasser dort wie ein Schwamm gebunden.
Durch Wassertabletten wird der Flüssigkeitsmangel in den Blutgefäßen nun verstärkt. Kurzfristig gibt der »Eiweißschwamm« auch

Kurz-Check – leiden Sie an Lipödemen?

- Sind beide Arme oder Beine symmetrisch geschwollen?
- Sind dabei Hände und Füße von der Schwellung ausgenommen?
- Ist vermehrt Fett im Bereich der Hüften oder der Innenseiten der Knie vorhanden?
- Neigen Sie zu blauen Flecken?
- Schmerzen die Beine bereits bei leichtem Druck?

Bereits wenn Sie einmal mit »ja« geantwortet haben, sollten Sie einen Arzt aufsuchen, der Erfahrung auf dem Gebiet der Lympherkrankungen hat.

etwas Wasser ab, und die Spannung in den Beinen lässt nach. Langfristig versucht der Körper jedoch, den Wassermangel zu bekämpfen, indem er die Ausscheidung vermindert, und produziert ein Wasser sparendes Hormon (Aldosteron). Nach kurzer Zeit heben die Wirkungen von Wassertabletten und körpereigenen Bemühungen, Wasser zu sparen, einander auf.

Beim Lipödem sollten weder Wasser treibende Medikamente noch Abführmittel über einen längeren Zeitraum hinweg eingenommen werden.

Unangenehme Nebenwirkungen

Nun leiden die betroffenen Frauen trotz der Medikamente bald unter den gleichen Beschwerden wie zuvor ohne Medikamente – allerdings müssen sie jetzt die Nebenwirkungen in Kauf nehmen. Am häufigsten kommt es zu einem Kaliummangel, der sowohl durch das körpereigene Aldosteron als auch durch manche Wassertabletten erzeugt wird.

Kalium ist für die Tätigkeit von Nerven, Muskeln und Herz von zentraler Bedeutung. Zittern, Muskellähmungen und gefährliche Herzrhythmusstörungen können die unangenehmen Folgen sein.

Wer nun versucht, die Wassertabletten abzusetzen, erlebt eine böse Überraschung: Schon am nächsten Tag kann es zu enormen Wassereinlagerungen kommen, das Gewicht schnellt um mehrere Kilogramm in die Höhe. Atemnot und Beklemmungsgefühle können sich einstellen. In dieser Situation greifen viele dann schnell wieder zu den Tabletten, da die Spannung kaum zu ertragen ist. Die Medikamente müssen langsam abgesetzt werden, wobei eine begleitende nicht-medikamentöse Behandlung unumgänglich ist. Manchmal gelingt dies nur im Rahmen eines stationären Krankenhausaufenthalts.

Ödeme sind Ausdruck von zum Teil schwerwiegenden Störungen im Körper. Sie sollten auf jeden Fall medizinisch abgeklärt werden. Ansprechpartner sind neben dem Hausarzt vor allem der Kardiologe, der Nephrologe (Nierenspezialist), der Angiologe (Gefäßspezialist) oder der Lymphologe.

Ausschluss ähnlicher Krankheiten

Um zu einer eindeutigen Diagnose zu gelangen, müssen ähnliche Krankheitsbilder ausgeschlossen werden. Man spricht dann von Differentialdiagnostik. Schwellungen im Bereich der Unterhaut bzw. des Körpers allgemein kommen bei vielen Erkrankungen vor. Im Folgenden sollen einige wichtige Ödemformen beschrieben werden. Ganz allgemein versteht man unter Ödem eine vermehrte Flüssigkeitsansammlung außerhalb des Blutkreislaufs.

Ödeme durch Herzschwäche

Häufig befürchten Frauen mit »dicken Beinen«, sie könnten unter einer Herzerkrankung leiden. Tatsächlich ist die Herzschwäche die häufigste Ursache von Ödemen, insbesondere bei älteren Menschen. Doch diese Wassereinlagerungen sind völlig anderer Natur als die des Lipödems. Es handelt sich um lageabhängige, symmetrische Ödeme. Abends sind die Unterschenkel stark geschwollen. Drückt man sie, bleiben tiefe, schmerzlose Dellen zurück. Daneben kommt es zu den typischen Zeichen der Herzschwäche, z. B. zu Atemnot bei Belastung und vermehrtem nächtlichem Harndrang. Im Gegensatz zum Lymph- und Lipödem sind Wasser treibende Medikamente hier sinnvoll.

Venös bedingte Ödeme (Phlebödeme)

Liegt eine Schädigung der Venen vor, kommt es ebenfalls zu einer akuten oder auch chronischen Schwellung der Beine. Doch diese sind in der Regel einseitig, kommen also nur an einem Bein vor. Zudem liegt keine Vermehrung des Fettgewebes vor, und der Fußrücken ist frei. In späteren Stadien kommt es aufgrund von Einblutungen zur Verfärbung der Unterschenkel. Darüber hinaus lässt sich eine Schädigung der Venen mit medizinischen Tests leicht abklären.

Typische Zeichen für eine Venenthrombose, d.h. ein Blutgerinnsel in den Venen, sind Schmerzen, insbesondere bei Dehnung der Wade, Schwellungen wie eindrückbare Dellen und bläuliche Verfärbung des Beins. Häufig treten sie bei längerer Bettlägerigkeit, Flugreisen, Operationen, Krebserkrankungen, Schwangerschaft oder Einnahme der Antibabypille auf.

Dellenbildung in der Haut

Wer tagsüber lange stehen musste und dabei Söckchen mit engem Gummiband getragen hat, wird in der Regel abends Schnürfurchen an den Knöcheln entdecken. Dieses Phänomen ist mehr oder weniger normal. Drückt man mit dem Daumen auf die Schwellung unterhalb der Furche, bleibt dort eine kleine Delle zurück, die sich nach kurzer Zeit wieder füllt. Durch den Daumendruck wird das Wasser verschoben und weicht in das benachbarte Gewebe aus. Solche Hautdellenbildungen sind die Anzeichen eines eiweißarmen, wasserreichen Ödems in einem normalen Bindegewebe. Doch auch bei Herzschwäche, rein venös bedingten Ödemen und beginnendem Lymphödem ist dieses Phänomen zu beobachten.

Je eiweißreicher ein Ödem ist und je stärker sich das Bindegewebe aufgrund von Entzündungen vermehrt, desto schwerer lässt sich das Wasser per Daumendruck verschieben. Nun wirkt das Gewebe prall oder sehr derb. Ein solcher Befund findet sich sowohl beim Lipödem als auch bei fortgeschritteneren Formen des venösen Ödems sowie des Lymphödems.

Zweithäufigste Form der Wassereinlagerung

Venöse Ödeme treten häufig zusammen mit Lymph- und Lipödemen auf. Der Blutrückfluss verläuft von den Füßen über tiefe und oberflächliche Venen in Richtung Herz. Auch diese Blutgefäße verfügen über ein ausgedehntes Klappensystem, das den Rückstrom des Blutes nach unten verhindert. Sobald wir uns bewegen, werden die Venen komprimiert und ihr Inhalt, das Blut, nach oben weiterbefördert.
Falls die Klappen jedoch Schaden nehmen (z. B. nach einer Entzündung), funktionieren sie nicht mehr richtig, und ein Teil des venösen Blutes strömt in die falsche Richtung. Der venöse Druck in den Unterschenkeln und Füßen nimmt zu. In diesem Stadium treten schwere und müde Beine sowie ein Spannungsgefühl auf.

Info

Der Druck in der Vene des Fußrückens beträgt im Liegen gerade einmal 8 mmHg. Im ruhigen Stehen steigt er auf 100 mmHg an. Schon durch Wippen auf den Zehen und besonders durch Gehen sinkt er jedoch auf 25 mmHg. Wer also – z. B. beruflich bedingt – lange stehen muss, sollte unbedingt Kompressionsstrümpfe oder -strumpfhosen tragen. Dadurch wird eine Druckentlastung erzielt, die fast so effektiv wie die durch Gehen ist.

Venen unter Druck

Der Druck in den Venen der Füße und der Unterschenkel kann wegen der defekten Klappen erheblich zunehmen; damit steigt leider auch der Druck in den Kapillaren. Als Folge gelangt mehr Wasser in das Bindegewebe – ein Ödem entsteht. Abends kann man in die Schwellungen am Knöchel mit dem Daumen kleine Dellen hineindrücken, ein typisches Zeichen für ein wasserreiches, eiweißarmes Ödem.
Nun muss unser Lymphgewebe aktiv werden und die Flüssigkeit über Nacht abtransportieren. Gelingt das, sind die Füße morgens wieder schlank.
Nimmt die Venenschädigung jedoch zu und tritt auch vermehrt Eiweiß ins Gewebe aus, ändert sich der Ödemcharakter. Die Ödeme werden derber und härter, Dellen lassen sich kaum noch in die Unterschenkel drücken. Die Hautfalten lassen sich nicht mehr richtig abheben. An diesen Symptomen kann man erkennen, dass das Lymphsystem überfordert ist. Aufgrund der Venenschwäche ist ein zusätzliches Lymphödem (phlebolymphatisches Ödem) entstanden.

Der letzte Schritt – offene Beine

Nimmt die Schädigung weiter zu, können die gefürchteten »offenen Beine« entstehen. Meist treten die Geschwüre oberhalb des Innenknöchels auf. Sie heilen schlecht und fordern Patienten und Ärzten viel Geduld ab.

Grundlage jeder Behandlung des Phlebödems ist die Verbesserung des Rückflusses, die durch eine erhöhte Kompression der Beine erreicht wird. Sehr bewährt haben sich dabei Kompressionsstrümpfe (siehe S. 68ff.). Wichtig ist jedoch, dass bei akuten Entzündungen der Venen keine Massagetechniken durchgeführt werden, da die Gefahr besteht, dass sich kleine Blutgerinnsel ablösen, die zu einem Gefäßverschluss (Embolie) beispielsweis in der Lunge führen können.

Übergewicht, auch extremes Übergewicht, ist im Gegensatz zum Lipödem nie schmerzhaft. Das vermehrte Fettgewebe ist nicht stoß- oder berührungsempfindlich. Allerdings können die Pfunde auf die Gelenke gehen.

Fettleibigkeit (Adipositas)

Beim Übergewicht ist die Fettvermehrung am gesamten Körper mehr oder minder gleichmäßig vorhanden. Es liegt vor allem keine Schwellung vor, das Fettgewebe ist weich und verschiebbar. Druck löst weder Schmerzen noch Dellen aus. Zudem sind Männer und Frauen etwa gleich häufig betroffen, und Diäten sowie regelmäßige Bewegung haben einen positiven Effekt – auch wenn beides nicht leicht durchzuhalten ist (siehe S. 62f.).

Lymphödeme

Reicht die mechanische Fähigkeit zum Abtransport von Lymphflüssigkeit aus verschiedenen Gründen nicht aus, kommt es zu einem eiweißreichen Ödem, das praktisch an jeder Stelle des Körpers auftreten kann. Wird ein solches Ödem nicht behandelt, kommt es zu einer zwar langsamen, aber dennoch chronischen Verschlechterung des Zustands.

Die Schwellung beim Lymphödem ist meist einseitig. In den frühen Stadien lässt sich das Gewebe tief eindrücken und das Wasser leicht verschieben, weshalb sich im ersten Stadium Dellen auf

Kurz-Check – leiden Sie an Lymphödemen?

- Ist die Haut glatt/prall?
- Besteht eine einseitige Schwellung?
- Wurden Sie in letzter Zeit operiert oder bestrahlt?
- Haben Sie sich vor kurzem an der betroffenen Körperregion verletzt?
- Sind Fuß- und Handrücken geschwollen?
- Sind die Hautfalten vertieft?

Wenn Sie mindestens vier der sechs Fragen mit »ja« beantwortet haben, sollten Sie einen Arzt aufsuchen, der Erfahrung auf dem Gebiet der Lympherkrankungen hat.

Info

Trotz der schweren Erkrankung sind Lymphödeme im Gegensatz zu Lipödemen schmerzlos. Lediglich im ersten Stadium können Spannungsschmerzen auftreten, die jedoch mit der zunehmenden Verhärtung des Gewebes nachlassen. Ebenso können Schmerzen entstehen, wenn sich das Ödem in besonders sensiblen Körperregionen wie Sehnenansätzen bildet.

Daumendruck bilden. In dieser Phase lassen Stauungsbeschwerden und Schwellungen nach, wenn die geschwollene Körperregion (z. B. ein Bein) hoch gelagert wird. Lymphödeme kann man durch das Stemmersche Zeichen (siehe S. 46) recht früh erkennen: Dabei kann die Haut nicht mehr von den Zehen oder Fingern abgehoben werden.

Lymphödem, Stadium II und III

Je länger das Lymphödem besteht, desto ungünstiger wirkt sich die eiweißreiche Stauung auf den gesamten Körper aus. Es kommt zu einer chronischen Entzündung im gestauten Gebiet, das Bindegewebe vermehrt sich, die Schwellung lässt sich weder mit dem Daumen eindrücken noch bildet sie sich nach Hochlagerung des betroffenen Bereichs zurück. Die Hautfalten werden gröber und vertiefen sich, die Haut verfärbt sich, Hautinfektionen nehmen zu (Stadium II).

Im dritten Stadium sind Hautverdickung und Stauung extrem. Durch das anhaltende Ödem kann sich ein Elefantenbein (Elefantiasis) entwickeln, die betroffenen Patienten sind auf das Schwerste behindert. Dazu kommen vielfältige Komplikationen und Infektionen, wie etwa die wiederkehrende Wundrose (Erysipel).

Lymph-Lipödem

Zwischen Lymphödem und Lipödem gibt es Übergangsformen, z. B. wenn ein Lipödem über viele Jahre hinweg besteht. Typisch für das Lypmh-Lipödem sind neben den Symptomen des Lipödems auch Schwellungen des Fußrückens sowie ein positives Stemmersches Zeichen (siehe S. 46).

Häufig findet man in der Praxis nicht ein Krankheitsbild alleine, sondern vielfältige Übergänge und Kombinationen. So neigen viele Patientinnen mit Wassereinlagerungen (siehe S. 56ff.) auch zu Lipödemen. Auch venös bedingte Ödeme und Lymphödeme können gemeinsam mit einem Lipödem auftreten.

Lipohypertrophie

Unter einer Lipohypertrophie (Fettvergrößerung) versteht man eine sehr starke Zunahme des Fettgewebes an Armen, Beinen oder Gesäß. Es handelt sich um eine genetisch bedingte Störung. Der Rumpf ist von der Veränderung praktisch ausgenommen. Im Unterschied zum Lipödem kommt es weder zu Schwellungen noch zu Schmerzen.

Ödeme bei Nierenerkrankungen

Typisch für Ödeme infolge von Nierenerkrankungen sind diffuse Ödeme am gesamten Körper, vor allem im Gesicht. Darüber hinaus ist die Grunderkrankung meist gut bekannt. Auch hier werden Wasser treibende Mittel mit Erfolg eingesetzt.

Entzündungen

Auch bei akuten und chronischen Entzündungen (z. B. rheumatischen Erkrankungen) kommt es zu einem Ödem. Doch die Abgrenzung zu anderen Ödemformen ist einfach, da die weiteren klassischen Entzündungszeichen hinzukommen: Überwärmung, Rötung und Schmerz.

Vermehrte Wassereinlagerungen

Viele Frauen wachen – vor allem in der zweiten Zyklushälfte – morgens mit aufgedunsenen Augen auf, die Finger sind geschwollen, die Brust spannt, und der Zeiger der Waage klettert unerklärlicherweise erheblich nach oben. Zwar gehen die Schwellungen im Gesicht und an den Händen im Laufe des Tages zurück, doch dafür spannen abends die Beine. Obendrein fühlen sich die betroffenen Frauen abgeschlagen, matt und reizbar.

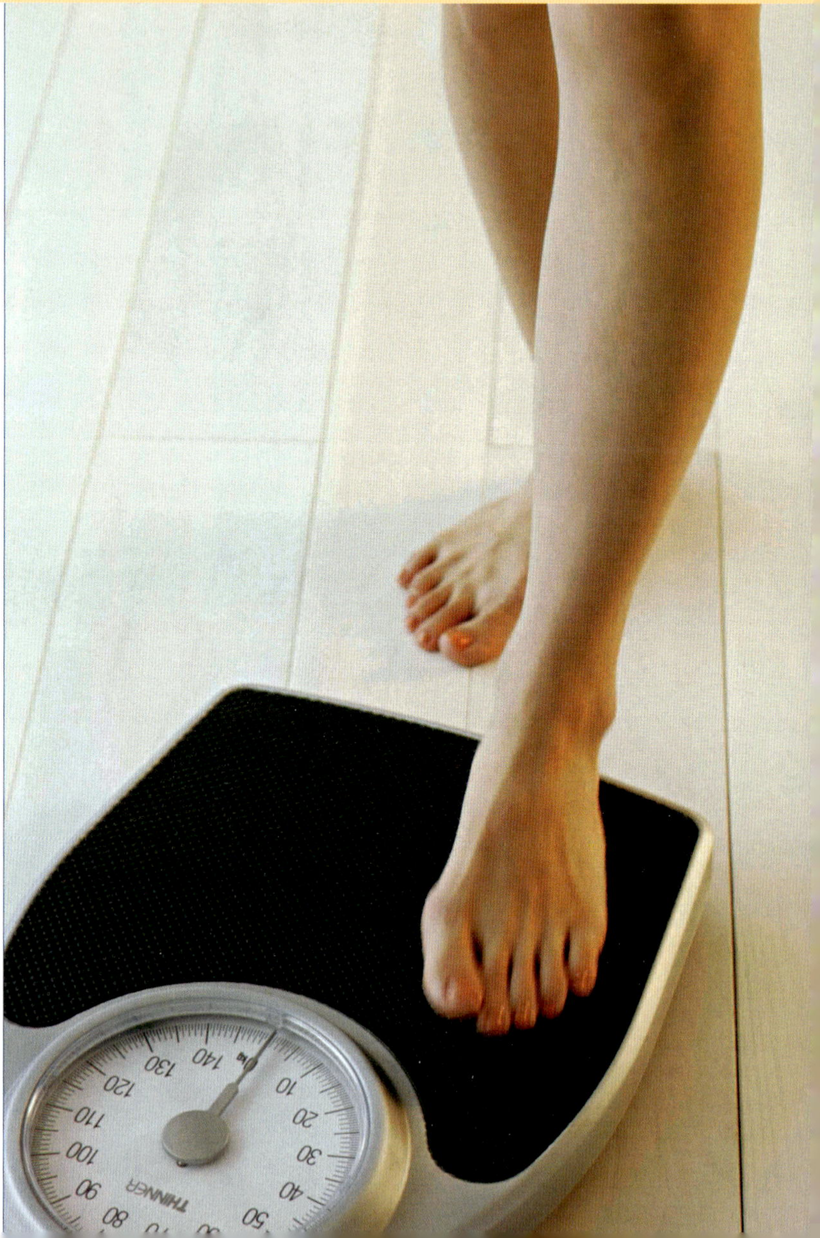

Ein Beschwerdebild – viele Namen

Die vermehrte Wassereinlagerung bei ansonsten gesunden Frauen hat viele Namen. Medizinisch korrekt spricht man von Flüssigkeitsretentionssyndrom. Da die Beschwerden vor allem in der zweiten Zyklushälfte, d. h. nach dem Eisprung, auftreten, wird die Wassereinlagerung auch als zyklisch-idiopathisches Ödem bezeichnet. Manche Frauen leiden nur in den Tagen direkt vor der Periode darunter, andere berichten von zwei Wochen anhaltenden Symptomen.

Als idiopathisch bezeichnet man in der Medizin Krankheitsbilder, deren Ursache unbekannt ist.

Die Symptomatik trifft praktisch ausschließlich Frauen. Meist beginnen die Beschwerden mit der Pubertät, im frühen Erwachsenenalter oder infolge einer Schwangerschaft. Nach den Wechseljahren lassen die Ödeme dann meist nach. Wie stark die Beschwerden sind, ist individuell sehr unterschiedlich; insgesamt sollen jedoch bis zu 40 Prozent aller Frauen zumindest unter leichteren Beschwerden vor allem vor der Periode leiden.

Bekannter sind die Beschwerden unter der Bezeichnung »prämenstruelles Syndrom«, das vor allem vor der Monatsblutung auftritt. Doch die gleiche Wassereinlagerung kann sich auch weitgehend unabhängig von der Periode bilden, z. B. nur bei feuchtwarmer Witterung.

Breit gefächerte Symptome

Wie bereits erwähnt, beginnt das Leiden meist nach dem Eisprung in der zweiten Zyklushälfte. Es machen sich Abgeschlagenheit, Müdigkeit und quälende Kopfschmerzen oder Migräne bemerkbar. Oft stellen sich Bauchbeschwerden wie Völlegefühl, vermehrte Darmgeräusche, Blähungen oder Verstopfung ein. Nicht selten ist der untere Teil des Bauchs vorgewölbt.

Darüber hinaus kann der Blutdruck sinken, auch ein Schwindel- und Benommenheitsgefühl ist häufig. Obwohl die Betroffenen viel trinken, scheiden sie wenig aus. So erklärt sich, dass die Ödeme langsam zunehmen. Vor allem das Gewebe an Augen, Wangen, Fingern, Brust und abends auch an den Unterschenkeln ist geschwollen. Manchmal beträgt die Wassereinlagerung nur ein bis zwei Kilogramm, sie kann in einzelnen Fällen aber auch zehn Kilogramm und mehr betragen.

Der ganze Körper in Aufruhr

Meist leiden die betroffenen Frauen auch unter einem allgemeinen Unwohlsein, das sie zunächst gar nicht mit den anderen Symptomen in Verbindung bringen: Blutdruckschwankungen, vermehrtes Frieren oder Schwitzen, Durchfall oder Verstopfung, Schlafstörungen, Heißhungerattacken oder Übelkeit.
Manchmal kann dies auch zu erheblichen Beeinträchtigungen führen, die Frauen fühlen sich reizbar oder depressiv. Alles wird ihnen zu viel, selbst kleinste Aufgaben erscheinen wie ein Berg. Partner oder Familie müssen durch diese Tage oder Wochen hindurch, in denen ein falsches Wort heftige Reaktionen auslösen kann.
Nach der Periode ist der ganze Spuk dann meist vorbei, und alle Beteiligten atmen auf. Die Wasserausscheidung setzt vermehrt ein, damit verschwinden auch die Ödeme. Das Wohlbefinden ist wiederhergestellt.

Info

Es kommt ebenfalls vor, dass die Beschwerden nicht eindeutig an den Zyklus gebunden sind oder gar völlig unabhängig davon auftreten, selbst noch nach den Wechseljahren. Dann kann man die Phasen mit und ohne Ödem keiner eindeutigen Ursache zuordnen.

Wassereinlagerungen erkennen

Die Diagnose des Flüssigkeitsretentionssyndroms ergibt sich in der Regel aus den typischen Beschwerden sowie aus dem Ausschluss anderer Erkrankungen (siehe S. 50ff.). In unklaren Fällen kann ein zweitägiger Wasserbelastungstest Abhilfe schaffen. Dazu werden am ersten Tag je nach Körpergewicht ein bis zwei Liter Wasser getrunken, die folgenden vier Stunden müssen liegend verbracht werden. Danach wird die Blase entleert und das Urinvolumen bestimmt. Am nächsten Tag wird die Prozedur wiederholt. Im Unterschied zum Tag davor heißt es nun, vier Stunden zu stehen, was für viele Patientinnen recht schwierig ist. Wieder wird die Blase entleert und die Urinmenge gemessen. Werden am zweiten Tag deutlich weniger Wasser und Salz ausgeschieden, liegt eine Flüssigkeitsretention vor. Durch das Stehen hat sich in den Beinen ein Ödem gebildet.

Die Einnahme von Kalziumtabletten kann die Beschwerden ebenfalls deutlich lindern. Da die Nebenwirkungen von Kalzium zu vernachlässigen sind, ist dies auf jeden Fall einen Versuch wert.

Woher kommen die Beschwerden?

Die zentrale Ursache des Flüssigkeitsretentionssyndroms liegt ähnlich wie beim Lipödem auch hier darin, dass die Kapillaren vermehrt Eiweiß durchlassen. Durch den Austritt von Eiweiß und Flüssigkeit in das Bindegewebe kommt es zu einem Flüssigkeitsmangel im Blutgefäßsystem – und darauf reagiert der Körper prompt. Er produziert eine ganze Reihe von Hormonen (z. B. Renin, Angiotensin, Aldosteron, ADH), die alle den gleichen Effekt haben: Sie halten Körperwasser und Kochsalz zurück, vermindern also die Ausscheidung. Gleichzeitig empfindet man Durst und trinkt mehr. So wird der Flüssigkeitsverlust im Blutkreislauf zwar wieder ausgeglichen, im Gewebe hat sich jedoch ein eiweißreiches Ödem gebildet, das vom Lymphgefäßsystem nicht ausreichend abtransportiert werden kann.

Die betroffenen Frauen wenden sich meist zuerst an den Frauenarzt, um eine mögliche Hormonstörung behandeln zu lassen, doch das Ergebnis einer Hormontherapie ist fast immer enttäuschend. Für die Behandlung von Wassereinlagerungen gelten daher die allgemeinen Grundsätze des therapeutischen Teils (siehe S. 60ff.).

Die Rolle weiblicher Sexualhormone

Dass die Hormone in diesem Zusammenhang von Bedeutung sind, liegt auf der Hand. Doch welche genau? Entscheidend sind die Östrogene bzw. das Verhältnis von Östrogenen zu Gestagenen, also zu Gelbkörperhormonen wie dem Progesteron.

Östrogene wirken sich in mehrfacher Hinsicht auch auf den Wasserhaushalt aus. Sie erhöhen die zirkulierende Wassermenge, schwächen die Pumpfunktion der Lymphgefäße und erhöhen den Blutspiegel einiger Hormone, die Wasser zurückhalten (Renin, Angiotensin, Aldosteron). Demnach gehören Östrogene zu den wesentlichen Ursachen der Beschwerden. Allerdings sind sie nicht die Alleinschuldigen. Wie die vermehrte Durchlässigkeit der Kapillaren zustande kommt, ist letztlich nicht geklärt.

Verschiedene Therapieverfahren

Es mag zunächst verwundern, dass auf den ersten Blick so unterschiedliche Erkrankungen wie Cellulite, Lipödem und Wassereinlagerungen mit den gleichen Methoden behandelt werden können. Doch sieht man genauer hin, stellt sich heraus, dass die Krankheitsbilder sich gar nicht so sehr voneinander unterscheiden. So kann man Cellulite auch als Mini-Lipödem bezeichnen, und Wassereinlagerungen spielen auch hier eine Rolle.

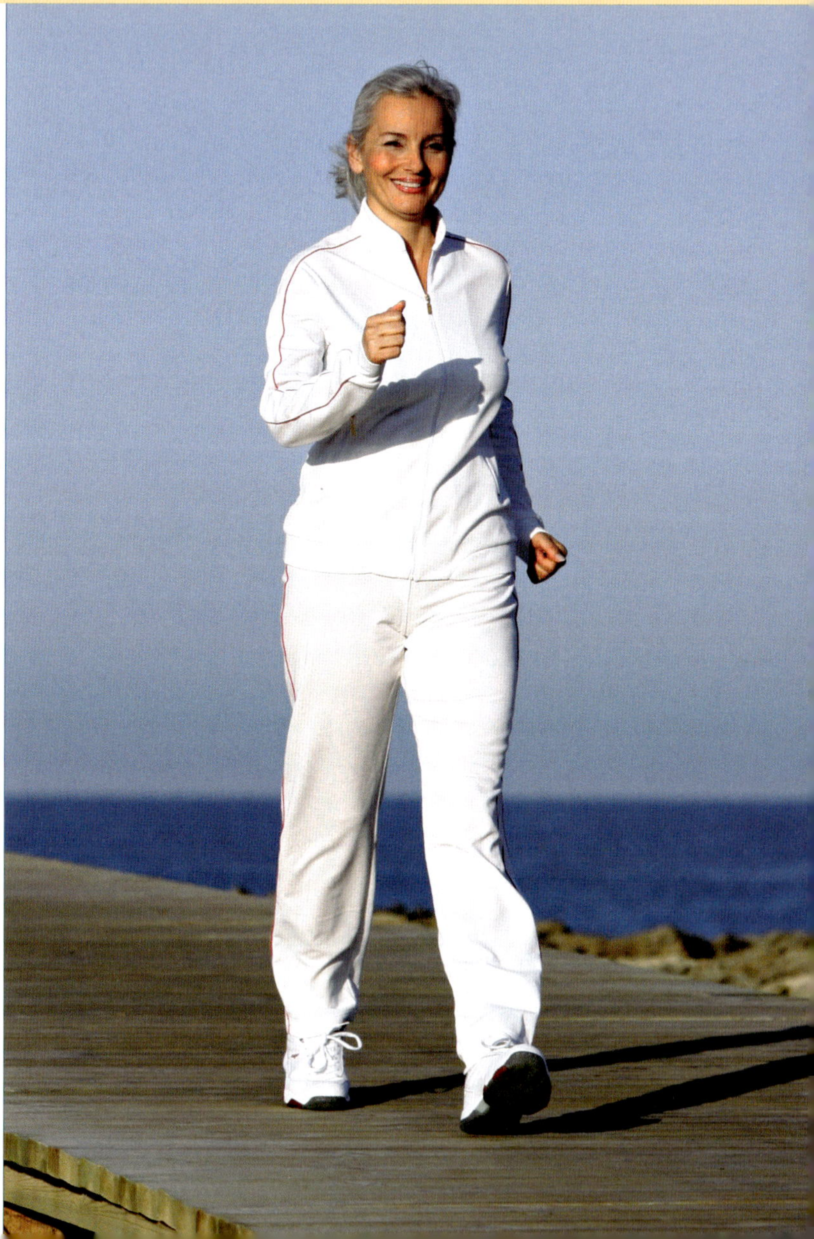

An allen Fronten angreifen

Ein Verfahren, mit dem die Beschwerden sofort und nachhaltig gebessert werden, gibt es leider nicht. Die Stauungsbeschwerden benötigen ab einer gewissen Stärke meist ein umfassendes Programm von mehreren Maßnahmen. Solch ein Bündel von Therapieverfahren wird auch als multimodale Therapie bezeichnet. Grundsätzlich verfolgt man bei den Therapieverfahren die folgenden Ziele:

- Verbesserung der gestörten Mikrozirkulation
- Reduzierung des übermäßigen Eiweißaustritts aus den Blutgefäßen
- Erhöhter Abtransport von Eiweiß und Flüssigkeit
- Reduzierung des Unterhautfettgewebes
- Kräftigung des Bindegewebes
- Abbau von Übergewicht
- Glättung der Hautkonturen

Neben allen Gemeinsamkeiten der Erkrankungen gibt es natürlich auch Unterschiede: Wer nur eine geringe Cellulite an den Oberschenkeln aufweist, wird keine ähnlich intensive Therapie benötigen wie bei einem Lipödem in Stadium III. Deshalb werden die Therapien im Folgenden allgemein dargestellt und an gegebener Stelle wird auf die jeweiligen Besonderheiten hingewiesen.

Auf welchem Weg zum Ziel?

Die große Frage ist nun: Mit welchen Methoden lassen sich die oben genannten Ziele erreichen? Leider gibt es nur für wenige Therapiemethoden wirklich verlässliche wissenschaftliche Studien. Insbesondere bei der Cellulite fehlen sie fast gänzlich. Daher sollen im Folgenden vor allem die Verfahren dargestellt werden, die entweder zweifelsfrei in der Fachwelt anerkannt sind oder von deren Wirksamkeit sich der Autor persönlich überzeugen konnte. Eine subjektive Einschätzung ist dabei wahrscheinlich nicht völlig zu vermeiden. Dennoch lohnt es sich auch, einen Blick auf die anderen Verfahren zu werfen, der erhellt, warum diese nicht wirksam sein können.

Was nicht wirkt – und warum

Wasser treibende Mittel

Wie bereits erwähnt (siehe S. 48ff.), erscheint es bei Ödemen unmittelbar plausibel, Medikamente einzusetzen, die Wasser ausschwemmen. Doch wie ausführlich dargestellt, ist dies bei eiweißreichen Ödemen keine gute Idee. Durch die Tabletten kommt es nur zur Eindickung des Blutes. Der Körper registriert einen Flüssigkeitsmangel und versucht, vermehrt Wasser zurückzuhalten. Die Ödeme werden zwar für kurze Zeit besser, doch dann stellt sich ein neues Gleichgewicht ein, bei dem mit Wassertabletten der gleiche Zustand erreicht wird wie vorher ohne. Der einzige Unterschied: Nun hat man auch noch zusätzlich unter den Nebenwirkungen der Medikamente zu leiden, häufig ist dies ein Kaliummangel.

Auch durch eine Einschränkung der Trinkmenge lassen sich Lip- und Lymphödeme nicht behandeln. Im Gegenteil sollte man zwei, besser drei Liter Flüssigkeit täglich zu sich nehmen. Eine ausreichende Flüssigkeitszufuhr lässt sich auch an der Farbe des Urins erkennen. Diese sollte wasserklar bis hellgelb sein.

Diäten

Wer offenkundig zu viel Gewicht hat, sollte abnehmen. Doch fast ausnahmslos alle Frauen, die an Cellulite, Lipödem oder Wassereinlagerungen leiden, haben bereits eine Vielzahl von Diäten hinter sich. Das Ergebnis ist so einheitlich wie frustrierend: Diäten scheinen nutzlos zu sein! Zwar hungern sich die meisten Frauen mit zähem Durchhaltewillen so manches Kilo herunter, doch die Pfunde schwinden ausgerechnet dort, wo sie es nicht sollen. Gesicht, Brust oder Oberkörper werden dünner, die Hüften und Beine dagegen bleiben so gut wie unverändert.

Energiedepots als Einbahnstraßen

Tatsache ist, dass gestautes Fettgewebe sehr schlecht mobilisierbar ist. Die Gewichtszunahme erfolgt fast ausschließlich im Bereich unterhalb der Taille. Wenn sich das Gewicht dann reduziert, bleibt

diese Region davon unangetastet. Die Folge ist ein immer größeres Leiden an der eigenen Figur. Hinzu kommt, dass der Zeiger der Waage immer weiter ausschlägt, trotz extremer Vorsicht beim Essen. Manche Frauen berichten davon, trotz Reduktionskost während eines vierwöchigen Kuraufenthaltes noch zugenommen zu haben, während die Mitpatientinnen sich eines respektablen Gewichtsverlusts erfreuten.
Meist werden die betroffenen Frauen verdächtigt, heimlich genascht und sich nachts über den Kühlschrank hergemacht zu haben. Zwar mag es solche Fälle geben – Tatsache ist jedoch auch, dass viele übergewichtige Frauen mit Lipödem tatsächlich weitaus weniger essen, als ihre Umgebung vermutet. Sie nehmen unglaublich schwer ab, aber sehr leicht zu.

Bei jeder Stauung im Gewebe besteht eine erhöhte Infektionsgefahr: Aus einer an sich banalen Verletzung kann eine Wundrose (Erysipel) entstehen. Je größer die Stauung, desto sorgfältiger muss die Hautpflege (keine Einschnürungen, keine Überhitzung, keine drückenden Schuhe) sein. Jede noch so kleine Verletzung muss ausreichend desinfiziert und behandelt werden.

Muskeln versus Fett

Warum aber funktionieren Diäten nicht? Die Gründe sind vielfältig. Infolge des Übergewichts nimmt erst die Beweglichkeit und dann die Muskulatur ab. Bei Messungen der Körperzusammensetzung (siehe S. 47f.) wird das Missverhältnis zwischen ausgeprägtem Fettgewebe und geringer Muskelmasse meist sehr deutlich. Da Muskulatur auch in Ruhe einen höheren Energieverbrauch hat als Fettgewebe, verbrauchen diese Frauen alleine wegen des höheren Fettanteils weniger Energie als gleich schwere, aber besser trainierte Vergleichspersonen. Je mehr das Gewicht ansteigt, desto weniger können sich die zunehmend schwergewichtigen Betroffenen bewegen, was die Muskulatur reduziert, den Energieverbrauch senkt und den Anteil des Fettgewebes noch weiter ansteigen lässt.
Darüber hinaus aktivieren die vielen Diäten im Körper Gene, die uns in grauer Urzeit über die Hungerperioden hinweggeholfen haben. Durch Dauerdiäten kommt der Körper mit deutlich weniger Energie aus. Gerade Frauen mit ausgeprägtem Lipödem geraten so leicht in einen Teufelskreis hinein, aus dem sie sich aus eigener Kraft kaum befreien können.

Sportliche Aktivität

Kaum ein Verfahren hat so umfassende Vorteile wie körperliche Bewegung. Also wird Patientinnen mit Lipödem geraten, die Muskulatur intensiv zu trainieren: beispielsweise durch gelenkschonendes Fahrradfahren, Spazierengehen, Walking oder auch eine Bauch-Beine-Po-Gymnastik.
Zwar hilft Bewegung manchen Betroffenen, doch beileibe nicht allen. Es gibt Frauen, die täglich (!) ein bis zwei Stunden im Fitnessstudio schwitzen und trotzdem kaum etwas von den unerwünschten Pfunden an den Beinen verloren haben.
Wie kommt das? Die Antwort ergibt sich wieder aus der Natur der Fetteinlagerungen selbst. Aufgrund der vermehrten Durchlässigkeit der Kapillaren kommt es zu einem übermäßigen Austritt von Flüssigkeit, Fett und Eiweiß, die das Lymphgefäßsystem in seiner Transportkapazität vollständig überfordert. Durch den an sich sehr gesunden Sport wird dieser Effekt sogar noch verstärkt. Die Durchblutung und damit der Austritt von eiweißreicher Flüssigkeit nehmen zu, und die Beine schwellen noch mehr an.
Besonders ausgeprägt ist dies, wenn die Beine bereits verdickt sind, die Haut einen Teil ihrer Elastizität verloren hat und so dem erhöhten Druck keinen Widerstand bieten kann. Denn nur wenn die Beine während des Sports ausreichend komprimiert sind, kann der Klappenmechanismus in Venen und Lymphbahnen richtig funktionieren. So führt die bessere Durchblutung nicht zu einer Zunahme des Ödems, sondern zu einem besseren Abtransport von Flüssigkeit.

i Info

Ein Lipödem kann weder durch Hungerkuren oder Diäten noch durch Sport alleine (!) verbessert werden. Ergänzt durch andere Therapieverfahren sind diese Methoden allerdings durchaus sinnvoll und auch wirksam.

Medikamente

Medikamente sind bei vielen Erkrankungen eine wichtige Therapiemethode. Beim Lipödem und der Cellulite ist das eindeutig nicht der Fall. Es gibt kein einziges Präparat, durch das ein Lipödem

geheilt werden könnte. Leider gibt es dafür umso mehr Substanzen, die es zu vermeiden gilt. An erster Stelle stehen die Wasser treibenden Medikamenten (siehe S. 48ff.). Leider werden sie oft genommen, weil die Schwellungen beim Lipödem mit anderen Ödemen verwechselt werden.
Um keine Missverständnis aufkommen zu lassen: Bei anderen Krankheiten, z. B. Herzschwäche oder Bluthochdruck, können Wassertabletten durchaus sinnvoll sein. Da Patientinnen mit Lipödem oft auch an Bluthochdruck leiden, ist die Einnahme von Diuretika nicht immer zu vermeiden. Allerdings sind andere Präparate, die nicht auf den Wasserhaushalt wirken, zu bevorzugen.
Es gibt jedoch weitere Medikamente, die beim Lipödem zu vermeiden sind, da sie das Gewicht ansteigen lassen:

- Antidepressiva (z. B. Amitriptylin, Imipramin, Trimipramin, Nortriptylin, Doxepin, Clomipramin, Opipramol, Mianserin)
- Psychopharmaka (z. B. Thioridazin, Triflupromazin, Perphenazin, Promethazin)
- Hormone (z. B. Insulin, Kortisol, Testosteron, in geringerem Umfang auch Östrogene und Gestagene)
- Mittel gegen Bluthochdruck (z. B. Betablocker in geringerem Umfang)

Wenn Sie regelmäßig Medikamente einnehmen müssen, sollten Sie sich die Nebenwirkungen durchlesen und auf die Stichwörter »Ödeme« und »Gewichtszunahme« achten. Sprechen Sie mit Ihrem Arzt darüber; vielleicht gibt es Alternativpräparate ohne die ungewollten Effekte.

Enttäuschende Ergebnisse

Bei einer Reihe von Substanzen bestand eine Zeitlang die Hoffnung, sie hätten einen positiven Effekt auf das begleitende Lymphödem. Doch weder bei den Benzopyronen, die in Venenmitteln enthalten sind, noch beim Selen zeigten eingehende Untersuchungen den erwünschten Effekt.
Generell kann man sagen, dass Venenmittel, die bei »müden Beinen« angepriesen werden, in der Praxis leider keine oder nur minimale Wirkungen zeigen. Wenn diese Präparate überhaupt zum Einsatz kommen, dürfen sie auf keinen Fall als Ersatz für Kompressionsstrümpfe oder andere Behandlungen dienen.

Kompressionsverfahren

Sicherlich nehmen die Kompressionsverfahren die erste Stelle unter allen Therapieverfahren ein. Durch eine Erhöhung des Drucks auf die Beine (seltener auch auf die Arme) wird der Rückfluss aus Venen und Lymphgefäßen erheblich gesteigert. Beim Tragen von Kompressionsstrümpfen oder Bandagen strömen bereits in Ruhe 50 Prozent mehr Flüssigkeit aus den Beinen zurück. Noch ausgeprägter ist der Vorteil bei zusätzlicher Bewegung. Ohne den verstärkten Druck von außen würde die Muskulatur die Flüssigkeit nicht in Richtung Herz pumpen, sondern auch in das Unterhautfettgewebe der Beine, da ihnen ein entsprechendes Widerlager fehlt.

Es hat sich gezeigt, dass eine Reihe von homöopathischen Medikamenten eine überraschend günstige Wirkung bei Cellulite, Lipödem und Wassereinlagerungen hat. Es handelt sich dabei um eine Zusammenstellung verschiedener Substanzen. Informationen erhalten Sie per E-Mail unter anfrage@weiss.de.

Kleiner Aufwand – große Wirkung

Wird von außen Druck auf das Bein ausgeübt, breitet dieser sich gleichmäßig im Inneren der Beine aus. Muskeln, Sehnen, Knochen und Bindegewebe sind nicht komprimierbar. Sie verhalten sich wie Wasser – das lässt sich ebenfalls nicht zusammendrücken. Die Blut- und Lymphgefäße dagegen schon, und so wird der gesamte Druck unmittelbar auf die Gefäße ausgeübt. Blut und Lymphe folgen dem Weg des geringsten Widerstandes. Da das Unterhautfettgewebe nun komprimiert ist, können sie nicht anders, als in Richtung Körpermitte abzufließen. Die Beine werden entlastet.

Kompression ist jedoch nur wirksam, wenn sie korrekt durchgeführt wird. Der Druck in den Beinen nimmt naturgemäß zu den Füßen hin zu. Daher sollte der Kompressionsdruck an den Knöcheln größer als an den Oberschenkeln sein, sonst würden sich Blut und Lymphe dort stauen.

Hierbei kommt die Physik zu Hilfe. Die Wirkung einer Bandage oder eines Kompressionsstrumpfes hängt von zwei Faktoren ab: von der Spannung und dem Durchmesser. Je kleiner Letzterer ist, desto mehr Kraft wirkt auf das Bein ein. Man kennt das von Gummiringen: Nimmt man zwei gleich starke Gummiringe mit unterschiedlichem Durchmesser, lässt sich der kleinere viel schwerer dehnen als der größere. Da der Knöchel der dünnste Teil des Beins ist, baut sich hier automatisch auch der größte Druck auf, während der Oberschenkel am wenigsten komprimiert wird. So wird der Blutfluss in die richtigen Bahnen gelenkt.

Problematisch wird es, wenn die Unterschenkel sehr voluminös sind. Dann muss ein Kompressionsstrumpf deutlich straffer gearbeitet werden. Die Hersteller der Strümpfe achten genau auf diesen Zusammenhang zwischen Durchmesser und Druckverlauf.

Mächtige Muskelpumpe

Häufig leiden Patienten mit Lipödem auch unter Venenproblemen. Die Venenklappen schließen nicht mehr richtig, sie werden undicht. Das Zusammenspiel von Klappen und Muskeltätigkeit befördert so das Blut nicht nur in Richtung Zentrum, ein wenig rutscht immer wieder zurück. Durch die Kompression nähern sich die beiden Segel der defekten Klappen einander wieder besser an. Die Venenklappe wird dicht.

Schließen die Venenklappen wieder perfekt, führt jede Muskelaktivität zu einem kräftigen Blut- und Lymphstrom aus den Beinen heraus. Dabei ist die Muskelpumpe gleich doppelt wirksam. Zieht sich ein Muskel zusammen, erzeugt seine Vorwölbung einen Weitertransport der Flüssigkeit. In der Phase der Muskelentspannung entsteht anschließend ein Sog, der das Blut von unten nach oben zieht. Ein perfekter Mechanismus zur Entlastung der Beine!

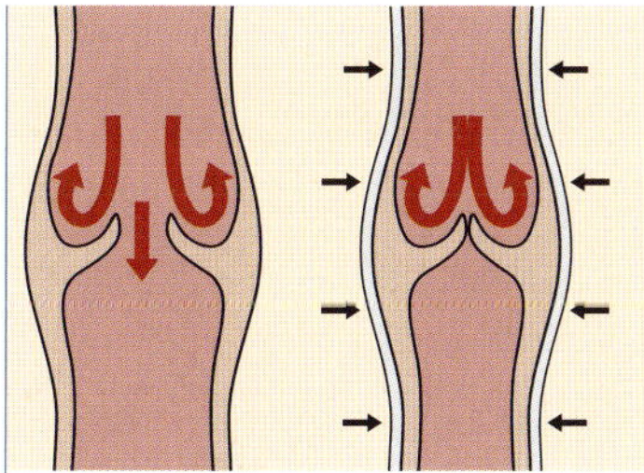

Schließen die Venenklappen nicht perfekt ab, strömt ein Teil des Blutes in die falsche Richtung. Durch das Tragen eines Kompressionsstrumpfs kann dieses Problem behoben werden.

Der Erfolg wird zum Problem

Werden die Beine im Laufe einer erfolgreichen Behandlung schlanker, stellt sich jedoch ein unvermutetes Problem ein. Durch die Abnahme des Beinvolumens wird die Haut jetzt relativ zu weit, da sie sich nicht schnell genug straffen kann. Ein ähnliches Problem kennen Frauen nach einer Schwangerschaft. Die Bauchhaut benötigt eine ganze Weile, bis sie sich an die neue Situation angepasst hat. In den ersten Monaten erscheint sie faltig.

So führt also ein Therapieerfolg zu neuen Schwierigkeiten. Da die Haut jetzt noch weniger Druck auf das Gewebe ausübt, steigt die

Neigung zu Ödemen. Eine verzwickte Situation, aus der man nur durch konsequente Kompression wieder herauskommt. Die Wiederherstellung der Spannkraft der Haut kann z. B. durch spezielle Massagetechniken (siehe S. 73ff.) erreicht werden.

Untersuchungen zeigen, dass sich auch die gestörte Mikrozirkulation durch Kompression verbessert. Die roten und weißen Blutkörperchen fließen schneller durch die Kapillaren, der Austritt von Eiweiß und Flüssigkeit lässt nach. Dies ist zweifellos einer der zentralen Vorteile der Kompressionstherapie, der z. B. auch zum besseren Abheilen von Wunden führt.

Ruhe- und Arbeitsdruck

Bei jeder Kompression unterscheidet man den Dauerdruck, der durch Binden oder Strümpfe ausgeübt wird, vom Arbeitsdruck. Letzterer ist der Druck bei Muskeltätigkeit. Beim Gehen wölbt sich die Muskulatur hervor, der Druck nimmt nun deutlich zu.
Auf den ersten Blick kommt man vielleicht zu dem Schluss, dass besonders elastische Strümpfe einen günstigen Effekt haben. Doch das Gegenteil ist richtig. Nur wenig dehnbare, unelastische Binden zeigen eine ideale Wirkung. In Ruhe üben sie einen nicht zu hohen Druck aus, sind also angenehm im Tragen, bei Belastung setzen sie dem sich ausdehnenden Muskel einen kräftigen Widerstand entgegen. Damit sind die Voraussetzungen für einen guten Rückfluss gegeben (siehe Abbildungen unten).

Kompressionsstrümpfe

Wenn also Kompression so viele Vorteile hat, müssten alle betroffenen Frauen mit Freuden Kompressionsstrümpfe tragen. Doch das

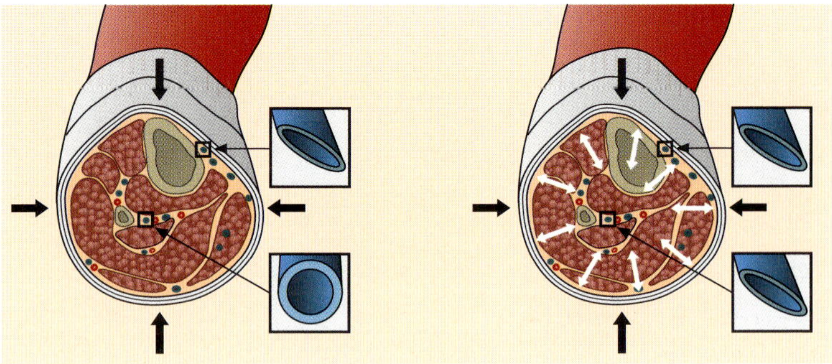

Durch das Tragen von Kompressionsbandagen oder -strümpfen werden bereits in Ruhe die oberflächlichen Venen (linkes Bild oberer Bildausschnitt) komprimiert. Sie werden entleert und in ihrer Funktion verbessert. Durch zusätzliche Muskeltätigkeit wird der Druck in den Beinen nochmals gesteigert. Jetzt werden auch die tiefen Venen komprimiert (rechtes Bild, unterer Bildausschnitt).

ist keineswegs der Fall! Denn ein grundsätzliches Problem ist nicht zu lösen: Durch die geringe Dehnbarkeit lassen sich Kompressionsstrümpfe einfach nicht gut anziehen. Allerdings gibt es Hilfsmittel, mit denen es auch älteren Menschen gelingt, ohne übermäßige Anstrengung in die Strümpfe hineinzugelangen. Es kommt auf die richtige Beratung und die Auswahl der optimalen Kompressionsstrümpfe an. Nur dann kann man sich mit diesem therapeutischen Hilfsmittel anfreunden.
Wichtig ist, die Strümpfe bereits morgens anzuziehen, wenn die Beine noch nicht geschwollen sind. Ganz besonders gilt dies an Tagen, an denen langes Stehen nicht zu vermeiden ist. Je nach Herstellungsart unterscheidet man zwei Typen von Kompressionsstrümpfen.

Rundgestrickte Kompressionsstrümpfe

Diese sehen aus wie normale Damenstrümpfe bzw. Strumpfhosen und haben keine Naht, da sie in einem Stück auf einem Zylinder hergestellt werden. In das Material eingewebt sind elastische Fäden, mit denen eine unterschiedlich starke Kompression erzielt werden kann. Diese Einlegefäden verlaufen im Strumpf spiralförmig nach oben. Durch stärkere Vordehnung wird erreicht, dass der Druck unten am Knöchel höher ist als am Oberschenkel. Je nach Vordehnung unterscheidet man die Kompressionsklassen 1 bis 3.
Rundgestrickte Kompressionsstrümpfe kann man fertig kaufen. Sie sind in vielen modischen Farben erhältlich, dünn, leicht anzuziehen und angenehm zu tragen. Die meisten Frauen, die noch nie Kompressionsstrümpfe getragen haben, sind überrascht, dass sie damit nicht schlecht aussehen.

Nachteile rundgestrickter Kompressionsstrümpfe

Leider haben die kleinen Kompressionswunder auch Nachteile. Sie lassen sich beispielsweise nicht der individuellen Beinform anpassen. Gleichzeitig ist das Verhältnis von Ruhe- und Arbeitsdruck

Info

Untersuchungen zeigen, dass sich durch Kompression auch die gestörte Mikrozirkulation verbessert. Die roten und weißen Blutkörperchen fließen schneller durch die Kapillaren, der Austritt von Eiweiß und Flüssigkeit lässt nach – zweifellos einer der zentralen Vorteile der Kompressionstherapie, der z. B. auch zum besseren Abheilen von Wunden führt.

Kompressionsklassen

Anhand des Drucks, den sie auf das Gewebe ausüben, unterscheidet man zwischen mehreren Kompressionsstrumpfarten. Der Druck wird wie bei der Blutdruckmessung in mmHg angegeben.

Klasse 0 (bis 17 mmHg)	Sehr leichte Kompression für bettlägerige Patienten, häufig im Krankenhaus als Vorbeugung gegen Thrombose verwendet
Klasse 1 (18–21 mmHg)	Leichte Kompression, komprimiert werden nur die oberflächlichen Venen; geeignet für leichtere Venenprobleme, in der Schwangerschaft oder bei Flugreisen
Klasse 2 (23–32 mmHg)	Mittlere Kompression, erreicht werden auch die tiefen Venen; geeignet für ausgeprägtere Venenerkrankungen und für leichteres Lipödem
Klasse 3 (34–46 mmHg)	Starke Kompression; für schwere Formen der Venenerkrankung, Lymphödem und Lipödem
Klasse 4 (über 46 mmHg)	Sehr starke Kompression; für Lymphödem

Beim Lipödem empfiehlt sich anfangs vor allem Kompressionsklasse 2. Eine höhere Kompression wird von den meisten Frauen zunächst nicht toleriert.

ungünstiger. Ihr Ruhedruck ist höher als der Arbeitsdruck. Darüber hinaus neigen sie zum Kneifen. So drücken sie beispielsweise in der Kniekehle, am Oberschenkel oder am Gesäß und können damit wiederum den Blutfluss behindern. Gerade bei übergewichtigen Patienten und Patientinnen kann sich die Haut in den Bewegungsfalten entzünden.

Geeignet sind rundgestrickte Kompressionsstrümpfe daher vor allem bei Venenproblemen und nicht sehr ausgeprägten Lipödemen, insbesondere dann, wenn das Bein weitgehend normal geformt ist. Häufig sind sie der »Einstieg« in die Kompressionstherapie, da sie eine deutlich geringere psychologische Hürde darstellen.

Es empfiehlt sich, auch bei der Erstverordnung nur ein Strumpfpaar zu kaufen. So kann man erste Erfahrungen sammeln. Oft stellt man dabei fest, dass das zweite Paar ein wenig anders gefertigt werden sollte.

Flachgestrickte Kompressionsstrümpfe

Hier liegt ein anderes Herstellungsverfahren zugrunde. Die Strümpfe werden wie ein Tuch flach hergestellt und erst im Anschluss mit einer Naht zusammengenäht. Damit können für jeden Patienten optimale Strümpfe produziert werden. Das Material ist weniger dehnbar, d. h., es hat die idealen Eigenschaften von geringem Ruhe-, aber hohem Arbeitsdruck. Vor allem sitzen diese Strümpfe deutlich besser, sie scheuern und kneifen weniger.

Wo so viel Licht ist, da ist auch Schatten. Sie sehen weniger modisch aus, sind starrer und lassen sich nicht so gut anziehen. Daher kostet es viele Patienten einige Überwindung, sich zu diesen Strümpfen zu motivieren. Wer aber ausgeprägte Beschwerden hat, wird auf diese Form der Therapie bald nicht mehr verzichten.

Unverzichtbar sind flachgestrickte Kompressionsstrümpfe bei Lymphödem und bei ausgeprägtem Lipödem. Es gibt sie »von der Stange« oder individuell angefertigt. Letzteres ist vor allem notwendig, wenn besondere anatomische Verhältnisse (z. B. sehr umfangreiche oder sehr schlanke Beine) zu berücksichtigen sind. Dann gibt es zu den flachgestrickten Kompressionstrümpfen keine Alternative.

Strumpflänge

Die Länge der Kompressionsstrümpfe hängt selbstverständlich vom Ausmaß des Lipödems ab. Es gibt die unterschiedlichsten Ausfertigungen, von Knöchelstrümpfen bis zu Strumpfhosen. Außerdem unterscheiden sich die Strümpfe dadurch, ob sie eine Zehenkappe haben oder nicht und wie sie befestigt werden.

Welcher Strumpf, welcher Hersteller, welche Ausfertigung der/die richtige ist, muss im Einzelfall mit dem Arzt und einer entsprechenden Fachkraft im Sanitätsgeschäft geklärt werden. Hier kommt es auf kompetente Beratung und genügend Zeit an, um in Ruhe zu einer guten Wahl zu gelangen.

Info

In Deutschland erstatten die Krankenkassen Kompressionsstrümpfe, wenn sie ein Arzt verordnet und eine entsprechende Krankheit vorliegt. Rundgestrickte Strümpfe sind deutlich preiswerter (um 100 €) als flachgestrickte (um 300 €). Noch teurer sind individuelle Anfertigungen. Bei einer Erstverordnung erhält man zwei Paar Strümpfe, danach kann alle sechs Monate jeweils ein Paar verschrieben werden.

Kompressionsbandagen

Noch individueller als Kompressionsstrümpfe nach Maß sind Kompressionsbandagen. Dabei wird in einer ausgefeilten Technik mit einer Reihe von Binden sowie Polstermaterial eine für die augenblickliche Situation optimale Versorgung erreicht.

Zuerst wird die Haut der Beine gepflegt, mit einem Schlauchverband umhüllt und umfangreich abgepolstert. Anschließend werden die Beine mit 20 und mehr Binden schrittweise komprimiert. In manchen Fällen wird die Kompression noch durch Kompressionsstrumpfhosen, z. B. an den Hüften (»Bermudas«), verstärkt.

Bei den Binden setzt man auf Kurz- und Mittelzugbinden. Es handelt sich dabei um wenig dehnbare Binden, die wieder einen geringen Ruhe- mit einem hohen Arbeitsdruck (siehe S. 68) kombinieren. Zwischen 22 und 23 Stunden täglich sollten die Bandagen getragen werden.

Kompressionsbandagen werden fast ausschließlich im Krankenhaus angewendet. In der »Entstauungsphase« werden so die Ödeme reduziert, in der späteren »Erhaltungsphase« tragen die Patientinnen dann meist Kompressionsstrümpfe.

Info

Man kann die Bandagetechnik auch in einem Kurs erlernen und sich dann zu Hause ausgezeichnet selbst helfen. Die Schulung ist notwendig, da durch eine falsche Kompression ein gegenteiliger Effekt erreicht wird. Falsch angelegte Bandagen schnüren ab und verschlechtern das Ödem.

Wenn Druck schädlich ist

Obwohl eine Kompression viele Vorteile hat, gibt es Fälle, in denen weder Bandagen noch Strümpfe erlaubt sind – ganz besonders bei ausgeprägter Herzschwäche. Durch die Kompression gelangt mehr Blut in den Kreislauf; bei einer Herzschwäche verwandelt sich der Segen in einen Fluch, da das Herz das hohe Blutvolumen nicht mehr verarbeiten kann. Bis zu einem gewissen Grad gilt dies auch bei sehr hohem Blutdruck. Auch bei fortgeschrittenen arteriellen Durchblutungsstörungen und schweren Herzrhythmusstörungen kann die Kompression zu Komplikationen führen. In jedem Fall sollte vor einer Kompressionstherapie ein Arzt befragt werden.

Manuelle Lymphdrainage

Lymphgefäße können sich aktiv zusammenziehen. Das Zusammenspiel von Öffnen und Schließen der Klappen in den Lymphgefäßen transportiert die Abfallstoffe weiter. Gleichzeitig wird durch die Muskelaktivität der Lymphfluss angeregt – ähnlich wie bei den Venen. Bei der manuellen Lymphdrainage wird dieser natürliche Prozess durch eine spezielle Massage unterstützt. Durch geschickte physiotherapeutische Techniken – mit klingenden Namen wie z. B. »Pump«- oder »Schröpfgriff« – wird abwechselnd Druck und Sog auf das gestaute Gewebe ausgeübt und so der Lymphfluss gesteigert. Zudem wird die Eigenbewegung der Lymphgefäße angeregt und durch sanften Druck die Flüssigkeit in Richtung Zentrum verschoben. Lässt der Druck auf die Haut nach, entsteht mit Hilfe des Klappenspiels ein Unterdruck, der die Lymphflüssigkeit von unten ansaugt. Diese leichten Bewegungen erfolgen rhythmisch etwa im Sekundentakt, wobei jede Hautpartie fünf- bis sechsmal nacheinander massiert wird.

Kombination zweier Verfahren

Sind die Beine durch eine manuelle Lymphdrainage erfolgreich entstaut, sollte unmittelbar danach eine Kompression durchgeführt werden (Kompressionsstrümpfe oder Bandage).

Die manuelle Lymphdrainage ist eine außergewöhnlich erfolgreiche Methode, Lymphödeme zu behandeln. Beim Lipödem sind die Erfolge leider nicht ganz so gut. Hinzu kommt, dass die Massagen möglichst häufig durchgeführt werden sollten, da sonst die Wirkung nach ein bis zwei Tagen wieder nachlässt. Doch dies ist in den meisten Fällen aus Kosten- und Zeitgründen nicht möglich. Dennoch: Wer unter einem Lipödem leidet, sollte versuchen, zumindest ab und zu in den Genuss dieser wohltuenden Therapie zu gelangen.

Bei ausgeprägten Beschwerden wird die Massage in Kliniken bis zu zweimal täglich durchgeführt, dazwischen werden die Beine mit Kompressionsbandagen versorgt. Die Kombination der beiden Verfahren ist ein wesentlicher Bestandteil der so genannten komplexen physikalischen Entstauung (KPE), mit der das Lipödem im stationären Rahmen behandelt wird.

Intermittierende pneumatische Kompression

Die Krankenkasse übernimmt die Kosten für ein Heimgerät eher beim Lymph- als beim Lipödem. Voraussetzung ist, dass andere Methoden nicht ausreichend wirken, die Wirksamkeit des Verfahrens vorher beim Arzt überprüft wurde, der Patient mit der Bedienung vertraut ist, Kompressionsstrümpfe getragen werden und natürlich keine medizinischen Gründe gegen die Therapie sprechen.

Auf der Suche nach anderen Methoden der Kompressionsbehandlung, die einfacher durchzuführen sind, entwickelte man Geräte zur vollautomatischen Therapie. Bei dieser Behandlung werden Manschetten um Arme oder Beine gelegt, die an überdimensionale Ärmel oder Hosen erinnern (siehe Abbildung auf S. 75). In diesen Manschetten befinden sich Luftkammern, die von einem Kompressor rhythmisch aufgeblasen werden.

Anfänglich versuchte man es mit Einkammersystemen, musste aber bald feststellen, dass es keine gute Idee ist, gleichmäßig Druck auf die jeweilige Körperpartie auszuüben. Wie bei Kompressionsstrümpfen auch, muss der Druck an den Knöcheln höher sein als am Oberschenkel; nur so kann der Flüssigkeitsstrom in Venen und Lymphgefäßen verbessert werden.

Moderne Geräte

Heute arbeitet man mit Geräten, die pro Bein zwölf Luftkammern aufweisen. Sie füllen sich stufenweise von unten nach oben. Der Druck baut sich erst an den Füßen auf und wird dort aufrechterhalten, während die oben liegenden Kammern Schritt für Schritt zugeschaltet werden. So wird die Flüssigkeit langsam nach oben aus dem Bein herausgedrückt. Nach etwa 30 Sekunden ist ein Zyklus beendet; der Druck weicht aus den Kammern, und eine neue Kompressionsrunde beginnt.

Für jeden Patienten muss der Druck individuell eingestellt und kann auch während der Behandlung verändert werden. Meist werden zwischen 30 und 60 mmHg ausgeübt, wobei unter ärztlicher Aufsicht auch ein höherer Druck möglich ist. Eine Behandlung dauert rund 30 Minuten.

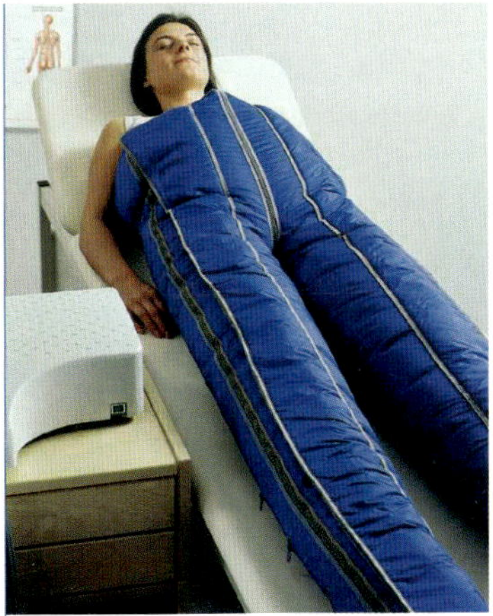

Bei der intermittierenden pneumatischen Kompression wird der Druck auf das Gefäßsystem mit Hilfe einer Maschine erzeugt.

Wie auch nach einer Lymphdrainage, sollten im Anschluss an die Therapie Kompressionsstrümpfe getragen werden, damit die Beine nicht erneut anschwellen.
Die Therapie hat sich beim Lipödem, beim Lymphödem, bei venösen Ödemen und auch bei Ödemen anderer Art bewährt. Bei der sehr gut verträglichen und leicht anzuwendenden Technik haben sich bisher nie ernsthafte Nebenwirkungen eingestellt. Allerdings sollte aufgrund der hohen Schmerzempfindlichkeit der Patientinnen der Druck anfangs niedrig eingestellt sein. Darüber hinaus sollte der Arzt vor der Behandlung eine mögliche Herzerkrankung, Bluthochdruck sowie eine Wundrose ausschließen.

Welche Methode ist besser?

Oft stellt sich die Frage, ob ein Lipödem besser mit manueller Lymphdrainage oder apparativer Kompression behandelt werden sollte. Die Antwort ist sowohl unter Experten als auch bei den Patientinnen selbst heiß umstritten. Studien zeigen einen in etwa vergleichbaren Effekt. Natürlich kann bei der manuellen Lymphdrainage sehr viel besser auf die individuellen Bedürfnisse der Patientin eingegangen werden. Darüber hinaus kann die persönliche Behandlung, die Berührung und Zuwendung durch einen Menschen, nicht mit einer maschinellen Therapie verglichen werden. Auf der anderen Seite berichten viele Patientinnen davon, dass der Effekt der manuellen Lymphdrainage zeitlich sehr begrenzt sei und sie mit der apparativen Kompression besser zurechtkämen.
Doch meist geht es gar nicht darum, ob die eine Therapieform besser als die andere ist. Beide Verfahren haben Vor- und Nachteile, und jede Patientin sollte die Therapie erhalten, die für sie wirksam, aber auch im Alltag realisierbar ist. Hier haben apparative Verfahren einen unschätzbaren Vorteil. Sofern sie zuvor mit Erfolg beim Arzt oder in der Klinik angewandt wurden, kann ein Arzt ein Heimgerät verordnen. Mit diesem kann man sich dann ein- oder mehrmals täglich auch selbst behandeln.

Vakuumverfahren

Statt Druck auf das Gewebe auszuüben und dadurch den Rückfluss der Lymphe zu fördern, kann man auch den umgekehrten Weg gehen und das Ödem mit Unterdruck aussaugen. Diesen Ansatz verfolgt auch die Lymphdrainage, bei der die Lymphflüssigkeit durch Pump- und Schröpfgriffe aus den tieferen Regionen herausgezogen wird.

Schröpfen

Die älteste und bekannteste Art, Unterdruck therapeutisch einzusetzen, ist das Schröpfen. Dabei sollen durch den Unterdruck Schadstoffe über die Haut ab- bzw. aus dem Körper ausgeleitet werden. Um den Unterdruck zu erzeugen, wird die Luft in einem Glas kurz durch eine Flamme erhitzt; anschließend wird das Glas auf die Haut, beispielsweise am Rücken, aufgesetzt. Während sich die Luft beim Abkühlen zusammenzieht, entsteht im Glas ein Vakuum, das auf das Gewebe einen kräftigen Unterdruck ausübt. Die Haut wölbt sich hervor, es kommt unter dem Schröpfglas zu einer Rötung und leichten Schwellung.

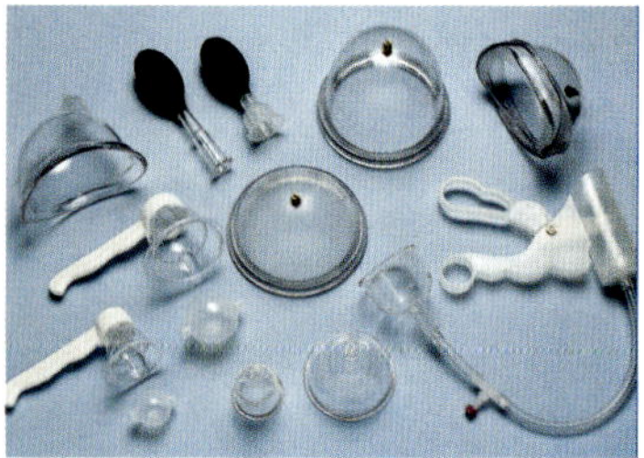

Schröpfinstrumente gibt es mittlerweile in allen möglichen Größen und Variationen.

Seit Jahrtausenden wird dieses Verfahren vor allem bei Muskelschmerzen eingesetzt. Dies wirkt sich nicht nur positiv auf den Lymphfluss aus; gleichzeitig wird auch die Haut dazu angeregt, weniger empfindlich auf Schmerzen zu reagieren. Statt eines klassischen Schröpfglases gibt es mittlerweile auch Gläser mit einem aufgesetzten Gummiball (siehe Abbildungen links). Mit diesen Gläsern kann ein Unterdruck auch ohne das umständliche Erhitzen der Luft erzeugt werden. Zur Behandlung des Lipödems und der Cellulite ist das Schröpfen leider ungeeignet, da sich der Druck ausschließlich auf eine sehr kleine Fläche begrenzt und es im besten Fall zu einer Verschiebung des Ödems kommt.

Schröpfmassage

Eine Variante des Schröpfens ist die Schröpfmassage. Wieder kommen Schröpfgläser zum Einsatz. Zur Vorbereitung wird die Haut eingeölt; anschließend wird das Schröpfglas mit dem Unterdruck über die Haut gezogen.
Mit dieser einfachen Methode, die auch zu Hause angewendet werden kann, lassen sich Verspannungen beispielsweise im Rücken recht gut behandeln. Wissenschaftliche Studien zur Wirkung der Schröpfmassage auf das Lipödem gibt es bislang zwar keine, doch konnten begrenzte positive Effekte bei Lipödem und Cellulite beobachtet werden.

Pulsierendes Vakuum

Es gibt auch Geräte, die ein Vakuum über eine elektrische Pumpe erzeugen. Mittels eines Schlauchs wird der Sog dann auf unterschiedlich geformte Glocken geleitet. Wiederum lässt sich damit eine Behandlung analog zum Schröpfen oder zur Schröpfmassage durchführen.
Obwohl das Prinzip sehr ähnlich ist, funktionieren die Geräte im Einzelnen recht unterschiedlich. Seit vielen Jahren bewährt hat sich ein Gerätetyp namens »Pneumatron«, mit dem teilweise sehr gute Erfahrungen gemacht werden konnten. Dabei wird in schnellem Wechsel (ca. 3 Hz) erst ein Vakuum erzeugt und anschließend die Luft wieder ausgeblasen. Auch wenn wissenschaftliche Untersuchungen zu dieser Behandlungsmethode bislang fehlen, ist es zumindest sehr plausibel, dass auf diese Weise Lymphflüssigkeit erfolgreich angesaugt wird.
Geeignet ist das Verfahren sowohl bei lokalen Ödemen (z. B. einer Schwellung im Gesicht oder im Nacken) als auch beim Lipödem. Besonders günstig wird dabei die Gewebeverhärtung (Fibrose) beeinflusst. Die Haut wird weicher und beweglicher, und sie spannt auch weniger.

Das Schröpfen ist eines der ältesten Heilverfahren der Menschheit. Bereits 3000 Jahre v.Chr. wurde die Behandlung in den alten Hochkulturen durchgeführt. Damals kamen neben Gläsern auch Stierhörner oder Bambusnäpfe zum Einsatz.

Anders als bei der Kompression, bei der das gesamte Bein auf einmal behandelt wird, muss die jeweilige Körperregion bei diesem Verfahren langsam massiert werden. Eine Behandlung dauert etwa 20 bis 30 Minuten, sie wird in erster Linie von Kliniken, Ärzten und Heilpraktikern angeboten.

Endermologie

Ein weiteres Verfahren, das auf Unterdruck bei gleichzeitiger Massage setzt, ist die Endermologie. Sie wurde vor rund 30 Jahren in Frankreich zur Behandlung von Narbengewebe entwickelt. Dabei stellte man sozusagen nebenbei fest, dass sich auch das Hautbild verbesserte. Seitdem kommt die Methode weltweit bei der Cellulitebehandlung zum Einsatz.

Das System besteht aus einem Massagekopf und einem computergesteuerten Gerät, das gleichzeitig das Vakuum erzeugt. Der Massagekopf saugt die Haut leicht an und massiert sie zwischen zwei beweglichen, z.T. vibrierenden Walzen. Damit die Haut nicht einkneift, wird bei der Behandlung ein dünner Stoffanzug getragen. Die Computersteuerung erlaubt die Auswahl verschiedener Programme je nach Behandlungsziel. Im Gegensatz zu den anderen Verfahren gibt es zur Endermologie zahlreiche wissenschaftliche Studien, sowohl am Menschen als auch an Tieren. Obwohl die Ergebnisse nicht eindeutig sind, gibt es Hinweise, dass sich vor allem die Cellulite nach einer Behandlungsserie bessert. Auch ohne begleitende Ernährungsumstellung werden die Beine schlanker.

Das Verfahren hat sich vor allem bei Cellulite und Lipödem bewährt. Die Haut wird deutlich glatter, Orangenhaut und Matratzenphänomen lassen nach. Gleichzeitig kommt es zur Lockerung des verhärteten Gewebes, was auch bei anderen Erkrankungen von Vorteil ist. Die besten Erfolge zeigen sich jedoch, wenn gleichzeitig andere Behandlungsverfahren sowie eine Ernährungsumstellung und regelmäßige Bewegung hinzukommen.

Bei der Endermologie werden anfänglich mindestens zwei Behandlungen pro Woche durchgeführt. Später erweitern sich die Therapieabstände. Zwischen 10 und 15 Behandlungen à 30 Minuten sind für einen sichtbaren Therapieerfolg nötig. Die Kosten betragen zwischen 50 und 100 Euro pro Sitzung.

Regelmäßiges körperliches Training

Neben den bisher erwähnten Methoden, die das Ödem durch Massage, Kompression bzw. Unterdruck mobilisieren, sind Trainingsmaßnahmen die zweite große Säule einer umfassenden Therapie. Körperliches Training und Muskelaufbau ist bei Lipödem und Cellulite nicht nur einfach gesund – es wirkt als hochspezifisches Behandlungsverfahren.

Das verdickte Unterhautfettgewebe ist vom Muskel nur durch eine Faszie, eine dünne Hüllschicht, getrennt. Nimmt die Durchblutung der Muskeln zu, hat dies auch Auswirkung auf den Blutstrom im Fettgewebe. Je besser die Muskeldurchblutung, desto besser wird das darüber liegende Fett abgebaut. Und je kräftiger der Muskel, desto dünner das darüber liegende Fettgewebe. Bei der Kombination von Sport und Reduktionskost wird sogar doppelt so viel Fett abgebaut wie durch eine Diät alleine.

Je kräftiger der Muskel, desto dünner das darüber liegende Fettgewebe.

Essen ohne Reue

Sind mehr Muskeln vorhanden, wird automatisch auch in Ruhe mehr Energie verbrannt, der Grundumsatz erhöht sich. Daher können durchtrainierte Sportler kräftiger beim Essen zulangen, selbst wenn sie einmal einen Tag Trainingspause einlegen. Ihr Körper benötigt auch an solchen Tagen mehr Kalorien als der von gleich schweren Sportmuffeln.

Hat man es einmal geschafft, regelmäßig zu trainieren, kann man im Prinzip essen wie bisher und nimmt trotzdem weiter ab. Eindrucksvoll zeigte das eine Studie, bei der die Teilnehmer die Aufgabe erhielten, täglich Sport zu treiben und gleichzeitig das Gewicht zu halten. Die meisten scheiterten – sie nahmen unweigerlich ab, obwohl sie mehr aßen als zuvor!

Richtig trainieren

Wer Angst vor Wasser hat und bei dem Gedanken an öffentliche Schwimmbäder schon eine Chlorallergie bekommt, sollte sich sicherlich nicht zwingen, dreimal pro Woche schwimmen zu gehen. Nur wer sich auf die sportliche Betätigung freut, wird sie regelmäßig und langfristig ausüben. Allerdings ist der Anfang manchmal schwer. Vor allem gilt das für Menschen, die lange Zeit keinen Sport mehr getrieben haben, stark übergewichtig sind oder körperliche Beschwerden haben.

In einer solchen Situation hat es sich sehr bewährt, nach Gleichgesinnten Ausschau zu halten. Das können Freunde sein, eine Gruppe oder auch ein Verein. Es gibt Sport für Patienten mit Arthrose, rheumatischen Erkrankungen oder Herzbeschwerden. Übergewichtige Frauen haben oft Hemmungen, in ein öffentliches Schwimmbad zu gehen – beim »Schwimmen für Mollige« ist man unter sich und den abwertenden Blicken anderer nicht ausgesetzt.

Wer zeitlich flexibel bleiben möchte, kann sich eine Sportart aussuchen, die er jederzeit und überall ausüben kann – z. B. Nordic Walking. Dabei kann man auch noch Kopfhörer aufsetzen und Musik oder spannenden Hörbüchern lauschen – dann vergeht die Zeit wie im Flug.

Die Wirkung des Sports bleibt garantiert nicht aus, sie stellt sich allerdings nicht sofort ein. Je nach Art und Umfang sollte man sich zwei bis drei Monate Zeit geben, bis die Kondition sich verbessert und ein sichtbarer Effekt eintritt.

t Tipp

Fangen Sie langsam an! 2-mal 20 Minuten pro Woche sind zu Beginn völlig ausreichend. Nur wer sich nicht überlastet, hat auf Dauer Freude am Training. Steigern Sie sich auf 3-mal 30 Minuten wöchentlich und später auf drei Trainingseinheiten à 45 Minuten. Wenn Sie sich weiterhin fit fühlen und Ihr Arzt nichts dagegen hat, schadet mehr auch nicht.

Ausdauertraining

Für Patienten mit Lipödem hat sich vor allem Ausdauersport bewährt, der Beine und Hüften kräftigt. Für viele Frauen ist das Walking bzw. Nordic Walking eine ausgezeichnete Sportart. Nicht zuletzt, weil es die Gelenke wenig belastet und zudem leicht zu

Die optimale Trainingsintensität

Ihre persönliche Belastungsgrenze legen Sie am besten mit einer Pulsuhr fest, die es inzwischen sehr preiswert im Handel gibt. Die einfachsten Modelle sind völlig ausreichend. Den optimalen Trainingspuls festzulegen, ist nicht so ganz einfach. Es gibt mehrere Faustformeln:

- 180 minus Lebensalter: Wer z. B. 50 Jahre alt ist, sollte mit einem Puls von 130 trainieren. Das ist die einfachste, aber auch ungenaueste Richtlinie für den Trainingspuls.
- 220 minus Lebensalter und davon 60 Prozent: Bei einer 50-jährigen Frau ergibt sich aus der Formel: 220 – 50 = 180; 60 Prozent von 180 sind 108 Schläge pro Minute.
- Noch komplizierter ist die »Karvonen-Formel«. Dazu müssen Sie morgens gleich nach dem Aufwachen Ihren Ruhepuls messen. Die Formel lautet: (220 – Lebensalter – Ruhepuls) x 0,6 + Ruhepuls = Trainingspuls.

Wieder am Beispiel einer 50-jährigen Frau mit einem Ruhepuls von 72: (220 – 50 – 72) x 0,6 + 72 = 130. In diesem Beispiel – aber nicht immer – ergibt die komplizierte Formel das gleiche Ergebnis wie die einfachste.

erlernen, überall durchführbar und effektiv ist. Und schließlich werden beim Nordic Walking sogar die Arme trainiert. Nordic-Walking-Kurse werden inzwischen fast überall angeboten; das Training mit den Stöcken ist zu Beginn etwas gewöhnungsbedürftig, dies gibt sich aber schnell.

Auch Fahrradfahren oder das Ergometertraining zu Hause stellt eine ausgezeichnete Form der Bewegung für Beine und Pomuskulatur dar. Menschen, die keine Hemmungen vor dem Schwimmbad haben, seien regelmäßiges Schwimmen, Aquajogging oder andere Formen der Bewegung im Wasser empfohlen. Wie wirksam die Kombination von Bewegung und Massage durch Wasser ist, kennen viele Frauen aus eigener Erfahrung: Bereits nach einem kurzen Aufenthalt im Wasser werden Ödeme mobilisiert, und man muss dringend eine Toilette aufsuchen.

Sport und Bewegung sollte in drei Bereichen gefördert werden:

- **Ausdauertraining**
- **Krafttraining**
- **Bewegung im Alltag**

Krafttraining

Krafttraining heißt nicht notwendigerweise, sich mit schweren Hanteln quälen zu müssen. Es gibt viele Methoden des Muskelaufbaus. Das Training im Fitnessstudio kann eine gute Möglichkeit sein – vorausgesetzt, man erhält eine gute Einführung durch einen erfahrenen Trainer oder Physiotherapeuten. Außerdem muss man den eigenen Ehrgeiz anfänglich zügeln, sonst gerät man schnell ins Übertraining, bei dem Muskeln nicht auf-, sondern abgebaut werden. Selbst mit dem einfachen Gymnastikband lässt sich die Muskulatur sehr effektiv trainieren. Wer konsequent ist, kann mit einem solchen Band viel Zeit und Geld sparen.

Beim Schwimmen oder Aquajogging sind Kompressionsstrümpfe überflüssig, da der Wasserdruck für eine natürliche Kompression sorgt.

Krafttraining für Unsportliche

Seit einiger Zeit gibt es ein besonderes Krafttraining, mit dem sehr gute Ergebnisse erzielt werden konnten: das so genannte Galileo-Training. Das Grundprinzip ist ganz einfach: Man stellt sich auf eine Art Wippe, die sich zwischen 5- und 30-mal in der Sekunde auf- und abwärts bewegt. Die Bewegungshöhe ist dabei gering – sie beträgt maximal einen Zentimeter. Wer unsicher ist, kann sich zusätzlich an einem breiten Haltebügel festhalten (siehe Abbildung auf S. 83).

Man muss nun nichts anderes tun, als leicht in die Knie zu gehen. Während sich die Wippe bewegt, gleicht man die Schwingungen automatisch aus. Einmal spannt man die Muskulatur des einen, dann des anderen Beins mehr an. So kommt es zu einem rhythmischen Wechsel von Be- und Entlastung.

Im Gegensatz zur bewussten Anstrengung beim Treppengehen oder im Fitnessstudio wird diese Art des Trainings jedoch nicht vom Gehirn, sondern vom Rückenmark gesteuert. Es handelt sich dabei also um Reflexe, wie man sie kennt, wenn beispielsweise der Arzt mit einem Reflexhammer auf die entsprechende Stelle unterhalb der Kniescheibe schlägt.

Info

Für die Therapie zu Hause gibt es spezielle Videokassetten oder DVDs, mit denen sich die Muskelaufbauübungen sehr viel leichter durchführen lassen.

Äußerst effektiv

Bei einem Training mit 25 Hertz (also 25 Schwingungen pro Sekunde) ziehen sich die Muskeln 1500-mal pro Minute zusammen und entspannen sich dann wieder. Das bedeutet 7500 Zyklen in gerade einmal fünf Minuten. Solche Zahlen sind bei einem normalen Training im Fitnessstudio nur durch eine mindestens einstündige Einheit zu erreichen. So kommt es zum zügigen Muskelaufbau. Das Galileo-Training eignet sich daher besonders für Patientinnen, die lange nicht mehr körperlich trainieren konnten. Im Gegensatz zum Sport im Fitnessstudio belastet das Training das Herz kaum und kann auch von Menschen mit sehr geringer Leistungsfähigkeit oder anderen Einschränkungen durchgeführt werden.
Bei der Kompression der Beine wird gleichzeitig der Rückstrom der Lymphe oder des Blutes angeregt, was zu einer Abschwellung der Beine führt. So verbinden sich Muskelaufbau und Abschwellung miteinander.

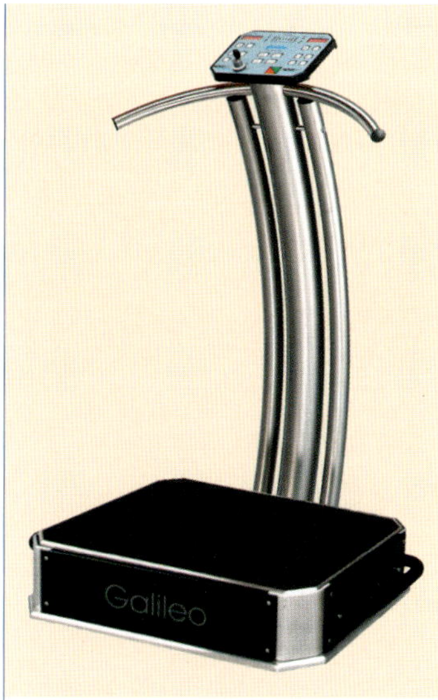

Das Galileo-Trainingsgerät basiert auf einem ganz einfachen Prinzip – und ist dabei ausgesprochen effektiv!

Bewegung im Alltag

Mindestens so wichtig wie Sport im engeren Sinn ist die Bewegung im Alltag. Damit sind die vielen kleinen Gänge gemeint, die man am Tag so erledigt. Die Bedeutung dieser Art des Sports wird im Allgemeinen unterschätzt. Zwar erscheint der Gang von der Küche in das Wohnzimmer genauso wenig Sport zu sein wie das Treppensteigen, doch in der Summe braucht die Alltagsbewegung keinen Vergleich mit dem Fitnessstudio zu scheuen.
Beim reinen Gehen verbraucht der Mensch bereits zwischen 25 und 50 Watt. Das ist zwar nicht viel – doch kommt im Laufe eines Tages einiges zusammen. Sehr gemütliches Gehen mit drei Kilometern pro Stunde verbraucht rund 2,5 Kilokalorien pro Stunde und Kilogramm Körpergewicht. Wer also 60 Kilogramm wiegt, verbraucht bei seinen täglichen Erledigungen 150 Kilokalorien pro Stunde. Schwerere Menschen dürfen sich freuen: Bei 80 Kilogramm sind

Das Galileo-Training wird in Krankenhäusern, bei Ärzten und Physiotherapeuten sowie in Sportstudios angeboten bzw. durchgeführt.

es bereits 200 Kilokalorien pro Stunde, das entspricht nun schon dem Brennwert von 100 Gramm Camembert mit 30 Prozent Fettgehalt. Der Kalorienverbrauch pro Kilogramm Körpergewicht und Stunde liegt beim Walking mit 3,7 Kilokalorien zwar höher, doch überraschenderweise nicht sehr viel. Es lohnt sich also, die vielen Möglichkeiten des Alltags zu nutzen und kleine Strecken zu Fuß zu gehen.

Info

Für Patientinnen mit Lipödem ist Sport lebenswichtig – allerdings nur unter einer Bedingung: Es müssen dabei Kompressionsstrümpfe getragen werden! Ohne Kompression besteht die Gefahr, dass die Muskulatur Blut und Lymphe nicht zum Herz, sondern in das Gewebe und unter die Haut pumpt. Die Schwellung nimmt dann nach der Bewegung deutlich zu, und Sport wird zur frustrierenden Erfahrung.

Schritt für Schritt

Für die Bewegung im Alltag gibt es eine wunderbare und preiswerte Motivationshilfe: den Schrittzähler. Es ist ausgesprochen empfehlenswert, sich ein solches Gerät zuzulegen. Es vermittelt ein objektives Bild der täglichen Bewegung. Mancher Büroangestellte geht gerade einmal 1000 Schritte, andere legen 10 000 oder 15 000 Schritte zurück. Bei einer Schrittlänge von 80 Zentimetern entsprechen 10 000 Schritte acht Kilometer Gehstrecke oder beinahe drei Stunden gemütlichen Spaziergangs.

Wer morgens einen Schrittzähler an Hosen- oder Rockbund steckt, kann abends ablesen, wie hoch das Tagespensum war. Allein diese kleine Geste führt bei den meisten Menschen zu einer Steigerung der Gehstrecke, da sie sich der Bedeutung der Bewegung im Alltag bewusst werden.

Kurz, aber heftig

Die moderne Sportmedizin hat herausgefunden, dass kurze, aber intensive Trainingsintervalle eine optimale Methode zum schnellen Muskelaufbau sind. Ideal ist es, dabei große Muskelgruppen kurzfristig zu belasten, wie dies in Sportstudios üblich ist.

Die meisten Menschen haben ein Sportgerät zu Hause, das in jeder Weise mit aufwändigen Sportgeräten mithalten kann: eine Treppe. Treppensteigen ist genauso effektiv wie viele Hightech-Trainingsgeräte. Durch zügiges Treppensteigen werden leicht 90 Prozent der Maximalbelastung erreicht. Und über ein spezielles Intervalltraining braucht man sich auch keine Gedanken zu machen: Die Intervalle ergeben sich ganz von selbst. Während mit dem Gehen die Ausdauer trainiert wird, steigert das Treppensteigen vor allem die Kraft. Beides zusammen ergänzt sich ganz hervorragend. Wer es nicht gewohnt ist, sollte anfangs langsam machen. Später gilt jedoch: Keine Aufzüge, jede Treppe ist ein willkommenes Trainingsgerät.

Ernährungsumstellung und Gewichtsreduktion

Viele Patientinnen mit Lipödem sind übergewichtig. Einige von ihnen sogar sehr. Und dennoch ist ein Lipödem keineswegs identisch mit der Adipositas, wie ausgeprägtes Übergewicht medizinisch genannt wird. Die Unterscheidung zwischen den Krankheitsbildern (siehe S. 86) ist ausschlaggebend, da sie unterschiedliche therapeutische Konsequenzen nach sich zieht.

Bei Adipositas und Lipödem handelt es sich nicht um das gleiche Krankheitsbild, auch wenn in beiden Fällen Übergewicht vorhanden sein kann. Es gibt sehr viele, vor allem junge Frauen, die keineswegs übergewichtig sind. Einige sind sogar ausgesprochen schlank – zumindest am Oberkörper. An den Beinen leiden sie jedoch unter Spannungsschmerzen, blauen Flecken und fortschreitender Zunahme des Umfangs. Bei vielen scheinen Unter- und Oberkörper nicht zur gleichen Person zu gehören, was sich auch in deutlich unterschiedlichen Konfektionsgrößen äußert.

Info

Bei Übergewicht ist eine Diät selbstverständlich hilfreich, obwohl es mehr unsinnige als sinnvolle Diäten gibt. Beim Lipödem ist eine Diät garantiert nicht wirksam. Schlimmer noch: Sie belastet die betroffenen Frauen, die direkt oder indirekt verdächtigt werden, heimlich zu essen. Die gemeinsame Erfahrung aller Betroffenen: Diäten machen die falschen Körperregionen schlank!

Warum Diäten nicht helfen

Die vermehrte Fetteinlagerung beim Lipödem ist vor allem Folge einer langjährigen Störung der Mikrozirkulation, d. h. des Blutflusses in den Kapillaren. Durch das eiweißreiche Ödem wird Fett

Fettleibigkeit und Lipödem

Krankheit	Geschlecht	Beginn	Ort	Druckschmerz	Ödem	Diäten	Weiteres
Adipositas	Männer/ Frauen	Jederzeit	Überall	Nein	Nein	Hilfreich	–
Lipödem	Frauen	Pubertät, Schwangerschaft, Wechseljahre	Beine, Unterkörper, Arme	Ja, z.T. ausgeprägt	Ja, z.T. ausgeprägt	Alleine nicht hilfreich	Neigung zu blauen Flecken

zurückgehalten und abgespeichert. Jede Gewichtszunahme führt nun zu einer einseitigen Ansammlung von Fett in den Beinen, Hüften oder Oberarmen. Möglicherweise haben sehr viele Frauen eine genetisch bedingte Neigung zu dieser Störung. Verschiedene Faktoren lassen nun aus der Neigung ein tatsächliches Lipödem werden. Übergewicht ist im wörtlichen Sinn ein gewichtiger, möglicherweise der wichtigste Einzelfaktor. Neigt man also bereits zu Ödemen, kann man durch eine Gewichtszunahme ein Lipödem entwickeln.

Eine Ernährungsumstellung und Gewichtsreduktion ist nur im Rahmen einer umfassenden Therapie sinnvoll. Ohne entstauende Therapie nimmt man sonst nur dort ab, wo man es nicht möchte!

Doch der Prozess lässt sich nicht umkehren. Eine Gewichtsreduktion lässt das Lipödem nicht wieder verschwinden, denn das Ödem verhindert die Mobilisierung des Fetts. Neben dem Eiweiß spielen Störungen der Durchblutung, hormonelle Faktoren und Störungen des Lymphabflusses ebenso eine Rolle.

Warum Diäten doch helfen

Hat sich also einmal ein Lipödem entwickelt, ist das Fett dort nur sehr schwer mobilisierbar. Ganz anders jedoch, wenn eine Diät oder Reduktionskost mit weiteren Therapieverfahren, vor allem entstauender Therapie und verbesserter Durchblutung, verbunden wird. Jetzt ändert sich die Situation drastisch, denn nun ist der Körper in der Lage, Fett tatsächlich zu verwerten und für die Verbrennung zu nutzen.

Lipödem und Reizdarm

Bei einer Umstellung der Ernährung sollte ein weiterer Aspekt berücksichtigt werden: Viele Patientinnen mit Lipödem neigen nicht nur zu Übergewicht, sondern auch zu einem Reizmagen bzw. Reizdarm. Dabei handelt es sich um eine chronische Verdauungsstörung. Hauptsymptome sind Völlegefühl, Aufstoßen, Sodbrennen, vermehrte Darmgeräusche, Spannungsgefühle im Bauch, Blähungen, Durchfall oder Verstopfung. Vor allem gegen Abend klagen viele Betroffene über ein starkes Anschwellen des Bauchs. Bei Magen- oder Darmspiegelungen findet man keine organische Auffälligkeit, gelegentlich fällt eine leichte Rötung auf. Es handelt sich also um eine vorwiegend funktionelle Störung, d. h., der Ablauf der Verdauung ist gestört, während die Organe selbst intakt sind.

Der Darm dient nicht nur der Verdauung. In ihm werden auch große Mengen an Hormonen produziert. Ganz im Vordergrund steht das »Wohlfühlhormon« Serotonin, das zu über 90 Prozent aus dem Darm stammt. Diese Tatsache könnte auch eine Erklärung für die Einschränkungen des Wohlbefindens und der Lebensqualität sein, die mit Reizdarmbeschwerden einhergehen.

Das Lymphsystem im Darm

Mehr als 200 der rund 600 Lymphknoten des Menschen befinden sich entlang dem Darm. Bezieht man jedoch nicht nur die Lymphknoten, sondern das gesamte Lymphgewebe mit in die Betrachtung ein, kommt man zu dem Schluss, dass die Mehrzahl des Lymphgewebes direkt oder indirekt mit der Verdauung zu tun hat.

Erstaunlich ist das nicht, stellt doch der Magen-Darm-Trakt die größte »Außenfläche« des Menschen dar. Der Verdauungskanal verläuft zwar im Inneren des Körpers, enthält jedoch mit der Nahrung ein wichtiges Stück Außenwelt. Man schätzt, dass seine Fläche das Hundertfache der Hautoberfläche beträgt.

In diesem Kanal befinden sich nicht nur Nahrung, sondern auch unglaubliche Mengen an Bakterien. Die Zahl der Darmkeime soll 100-mal so hoch sein wie die Anzahl aller Körperzellen zusammen.

Doch keine Angst: Mit diesen Darmkeimen leben wir in trauter Eintracht. Sie unterstützen die Verdauung und sind für die Gesundheit unabdingbar.

Doppelte Aufgabe des Darmlymphsystems

Das Lymphgewebe des Magen-Darm-Trakts muss uns vor dem ungezügelten Wachstum der Darmkeime schützen und gleichzeitig die Nahrungsaufnahme unterstützen. Fett wird im Dünndarm aufgenommen und dort an das Lymphsystem abgegeben. Dieses nimmt es in Form winziger Fetttröpfchen (Chylomikronen) auf und transportiert es zum Brustmilchgang. Dabei verfärbt sich die klare Lymphflüssigkeit durch das aufgenommen Fett milchig-weiß (siehe S. 20). Diese hochkalorische Last gelangt über die Einmündungsstelle des Brustmilchgangs zum Herz. Aus Tierversuchen ist bekannt, dass jede Nahrungsaufnahme die Lymphmenge massiv anschwellen lässt. Ähnlich wird dies auch beim Menschen sein.

Die Ernährungsumstellung stellt die dritte Säule der Therapie dar und ist genauso wichtig wie Kompression und Bewegung.

Erkennbarer Zusammenhang

Langjährige Erfahrungen lassen vermuten, dass bei chronisch gereiztem Magen-Darm-Trakt gleichzeitig eine vermehrte Produktion von Lymphe vorliegt. Diesen Zusammenhang kann man am besten mit Hilfe eines »Experiments« erkennen. Wer abends zu viel Alkohol trinkt, schädigt seinen Verdauungstrakt. Am Morgen lehnt man das Frühstück ab, da der Magen noch gereizt ist. Doch die Schädigung ist umfassender: Der Verdauungstrakt ist gerötet, die Gefäße sind weit gestellt, Flüssigkeit tritt vermehrt aus. Diese muss im Laufe der Nacht über den Brustmilchgang wieder ins Blut zurücktransportiert werden. Der vermehrte Anfall von Lymphe aus dem Bauchraum behindert aber gleichzeitig den Abfluss über die Lymphgefäße des Kopfes. Die Folge: In den weichen Partien des Unterhautfettgewebes sammelt sich Flüssigkeit an. Und wer dann morgens in den Spiegel schaut, sieht die »katertypischen« Schwellungen um die Augen und Wangen.

Doppelter Vorteil

Im Rahmen einer Ernährungsumstellung und Gewichtsreduktion sollte daher auch dieser Zusammenhang berücksichtigt werden. Gelingt es nämlich, die Reizdarmbeschwerden zu lindern, wird weniger Lymphflüssigkeit produziert und damit der Lymphabfluss aus anderen Körpergebieten verbessert. Das gilt insbesondere für die Beine, da sämtliche Lymphe von dort durch den Bauchraum noch oben läuft. Gleichzeitig führt die Gewichtsabnahme dazu, dass die Dicke des Unterhautfettgewebes vermindert wird. Je schmaler diese Schicht ist, desto günstiger ist dies für den Lymphabfluss.

Gezielte Ernährungsumstellung

Für Patientinnen mit Lipödem, Cellulite oder Wassereinlagerungen ist deshalb eine Ernährungsumstellung empfehlenswert, die gleichzeitig den Magen-Darm-Trakt schont, effektiv das Gewicht reduziert und den gefürchteten Jo-Jo-Effekt vermeidet.
Eine solche Umstellung besteht aus einem Ernährungsaufbau, der in mehreren Stufen verläuft. Anfänglich wird der Magen-Darm-Trakt geschont und entlastet. Ähnlich wie beim klassischen Haferbrei oder Porridge, nimmt man hier vor allem Suppe oder Brei zu sich. Im Anschluss wird im Verlauf von mehreren Wochen die Ernährung aufgebaut. Diese Phase ist mit einem langsamen körperlichen Trainingsaufbau vergleichbar – gewissermaßen Jogging für den Darm. Allmählich kommt immer mehr frische und gröbere Kost hinzu, bis in der Endstufe eine sehr gesunde Ernährung erreicht ist. Diese entspricht einer Vollwert- oder auch Mittelmeerkost. Wesentlich ist, dass Zucker und Fleisch nur in Maßen verzehrt werden, während Obst, Gemüse, Salat und Vollkornprodukte überwiegen.
Typischerweise wird die gesunde Ernährung von Reizdarmpatienten anfangs nicht vertragen. Grobes, Rohes oder Frisches führt zu Bauchschmerzen oder Blähungen. Erst im Lauf der Ernährungsumstellung bildet sich diese Überempfindlichkeit dann zurück.

Leider würde eine detaillierte Schilderung des Diätablaufs den Umfang dieses Buches bei Weitem sprengen. Sie haben jedoch die Möglichkeit, sie im Internet nachzulesen und dort auch entsprechende Rezepte zu bekommen (www.weiss.de).

Weitere Behandlungsmöglichkeiten

Physikalische Therapie

Bei Lipödem und Cellulite werden neben den erwähnten Verfahren auch zahllose anderen Behandlungsmethoden eingesetzt. Bei den physikalischen Verfahren setzt man vor allem auf Wärme- und Kälteanwendungen. Ziel ist es, die Durchblutung anzuregen und somit den Abtransport von Lymphe und Fett zu fördern. Dies hat beim Lipödem einen rationalen Grund. Hier ist die Durchblutung eingeschränkt, was sich häufig durch auffallend kühle Haut über den geschwollenen Gebieten zeigt.

Bei allen physikalischen Verfahren handelt es sich um unterstützende Methoden. Sie sollten in Kombination mit Kompression, Sport und Ernährungsumstellung angewendet werden.

Wärme-Kälte-Therapie

Häufig wird eine Infrarotkammer eingesetzt. Dort befinden sich zahlreiche Wärmestrahler, die gleichmäßig auf den Körper einwirken. Infrarotstrahlen dringen tief bis in das Unterhautfettgewebe und sorgen dort für eine bessere Durchblutung. So wird der Fettabbau unterstützt.
Bewährt hat sich auch ein Verfahren, bei dem die wohltuende Wärme in Kombination mit einer Kältekammer eingesetzt wird. Bei Letzterer handelt sich um einen kleinen Raum, in dem subarktische Temperaturen von – 60 °C bis – 80 °C herrschen. Die Patienten gehen direkt aus der etwa 50 °C warmen Infrarotkammer in die eisige Kälte, bleiben wenige Minuten in der extrem kalten Luft und bewegen sich leicht auf der Stelle –ein äußerst intensives Training der Blutgefäße. Erst stellen sich die Gefäße weit, dann werden sie gezwungen, sich maximal zusammenzuziehen. Wahrscheinlich wird der eingeschränkte venoarterielle Reflex (siehe S. 43) auf diese Weise reaktiviert.

Operative Verfahren

An kaum einem Therapieverfahren hängen so viele Hoffnungen wie an der operativen Behandlung des Lipödems, besonders am so genannten Fettabsaugen (Liposuktion). Doch gleichzeitig tobt in der Fachwelt eine heftige, ja erbitterte Diskussion über den Sinn oder Unsinn dieser Behandlungstechnik. Da die Befürworter der Methode in der Regel selbst operieren, die Gegner es aber nicht tun, bleibt unklar, ob alle Beteiligten völlig unvoreingenommen sind. Was also ist von der operativen Therapie zu halten?

Verschiedene Methoden

Bei der Liposuktion wurde anfangs in Vollnarkose mit einer scharfkantigen Nadel in das Unterhautfettgewebe gestoßen und das Fett dabei herausgesaugt. Bei dieser »trockenen« Technik entstehen sehr große innere Wundflächen, sie ist mit einer hohen Komplikationsrate und relativ schlechten kosmetischen Ergebnissen verbunden. Todesfälle kamen vor. Mittlerweile wird dieses Verfahren zum Glück kaum noch eingesetzt.

Die Technik wurde weiterentwickelt. Heute setzt man auf eine umfangreiche örtliche Betäubung. Dabei werden mehrere Liter (!) eines herkömmlichen Betäubungsmittels in das Unterhautgewebe vor dem eigentlichen Absaugen hineingespritzt. So wird das Gewebe aufgelockert, und das eigentliche Absaugen mit einer stumpfen Nadel ist nicht nur schmerzfrei, sondern auch schonender. Die kosmetischen Ergebnisse sind besser.

Einen weiteren Fortschritt stellen Nadeln dar, die mit einer Frequenz von etwa 4000 Hz vibrieren und so das Gewebe noch weiter lockern. Da bei der Operation nicht mehr als vier Liter Fett entfernt werden dürfen, sind oft mehrere Eingriffe notwendig. Nach einer Operation ist eine Nachbehandlung (Kompression, physikalische Therapie) notwendig, da es nun in dem gelockerten und gedehnten Gewebe vermehrt zu Ödemen kommen kann.

Tipp

Sicherlich empfehlenswert ist das Trockenbürsten oder das Massieren mit einem Massagehandschuh aus Naturfasern. Täglich fünf bis zehn Minuten Massage der betroffenen Regionen sind sicherlich wirksamer – und viel preiswerter – als manches kostspielige Anti-Cellulite-Mittel.

Das spricht gegen eine Operation

- Eine Operation kann zwar Fettgewebe entfernen, sie beseitigt aber die Krankheitsursache, die vermehrte Durchlässigkeit der Kapillaren, nicht. Nach einer Operation muss also mit einer erneuten Verschlechterung gerechnet werden, auch wenn durch die Verminderung der Fettschicht jetzt günstigere Verhältnisse herrschen.
- Durch eine Fettabsaugung können die Lymphgefäße geschädigt werden. Dann kommt es nach einer Operation zu schweren Ödemen. Bei einer Untersuchung klagten weit mehr als die Hälfte der Patientinnen mit Lipo-Lymphödem über eine Verschlechterung des Ödems, wobei die jeweilige OP-Technik bei dieser Studie nicht erwähnt wurde. Besonders empfindlich reagieren die Lymphbahnen offenbar, wenn quer zu ihrer Verlaufsrichtung eingestochen wird. In Längsrichtung sind sie anscheinend belastbarer.

Weiterhin gegen eine Operation spricht, dass meist mehrere durchgeführt werden müssen, da die Menge des abgesaugten Fetts pro Operation begrenzt ist.

Wann operieren – wann nicht?

- Generell kann man sagen, dass nicht operiert werden sollte, wenn ein Lymphödem vorliegt. Da ausgeprägtere Formen des Lipödems sehr häufig mit einem Lymphödem einhergehen, muss man in diesen Fällen besonders vorsichtig sein.

- Befindet sich ein Lipödem nicht in einer bestimmten Körperregion, z. B. an der Außenseite der Oberschenkel, sondern mehr oder weniger am gesamten Körper, ist eine Operation gleichfalls nicht anzuraten. Ebenso steht bei erheblichem Übergewicht die Gewichtsreduktion an erster Stelle aller Therapiemaßnahmen.

- Empfehlenswert sind daher bei jedem Lipödem zuerst einmal eine umfassende nicht-operative Therapie und – wenn notwendig – eine Gewichtsreduktion. Meist können die Beschwerden damit schon erheblich verbessert werden. Es kann jedoch sein, dass schließlich an einzelnen Stellen die Fettpolster nicht weiter schwinden wollen (Reiterhosen). Diese dann operativ zu entfernen, ist relativ unproblematisch, sofern dies fachgerecht durchgeführt wird. Der Eingriff wird nun viel kleiner und kürzer ausfallen. Die konservative (nicht-operative) Therapie inklusive der Selbsthilfe steht also vor und nach jedem operativen Eingriff.

- Bei einer Liposuktion erfolgt zwar nur ein kleiner Einstich, die innere Wundfläche ist jedoch sehr groß. Wie andere Operationen, ist auch die Liposuktion mit Risiken verbunden. Auch wenn sie unter die Rubrik »Schönheitsoperation« fällt, dürfen die möglichen Komplikationen nicht verharmlost werden.

Multimodale Therapie

Lipödem, Cellulite und auch die rätselhaften Wassereinlagerungen, unter denen Millionen von Frauen leiden, lassen sich erfolgreich behandeln. In vielen Fällen geht das überraschend schnell. Im Rahmen von Intensivtherapien mit täglich zwei Behandlungszyklen berichten die meisten Patientinnen bereits nach zwei Wochen über erhebliche Fortschritte: Die Beine stauen nicht mehr, das Gesicht ist nicht mehr geschwollen, der Bauch ist nicht voller Luft. Daneben verbessern sich das Allgemeinbefinden, der Schlaf und vor allem die Schmerzen in Muskulatur und Gelenken.

Kombination von Methoden

Eine Behandlung sollte möglichst die drei Kernbereiche Kompression, Bewegung und Ernährungsumstellung umfassen.

- Sind die Beschwerden weniger ausgeprägt, kann eine Therapie aus Kompressionsstrümpfen, Sport, Bewegung im Alltag und einer Ernährungsumstellung mit Gewichtsreduktion bestehen.
- Sind die Beschwerden ausgeprägt, sollten auch Kompressionsbehandlungen (manuelle Lymphdrainage, apparative Kompression, Vakuumtechniken), die physikalische Methode (Wärme, Kältetherapie), spezielle körperliche Übungen, eine angeleitete Ernährungsumstellung und weitere Behandlungsverfahren hinzukommen.
- Bei sehr starken Beschwerden ist eine Intensivtherapie mit mehreren Behandlungen täglich notwendig, die im üblichen ambulanten Rahmen nicht zu leisten ist. Dies kann nur in einer spezialisierten Einrichtung erfolgen.

Info

Auch eine Behandlung zu Hause mit konsequenter Selbsthilfe (Bewegung, Ernährung, Kompression) ermöglicht große Fortschritte, insbesondere wenn sie durch eine Physiotherapie unterstützt wird.

Adressen

Gesellschaft Deutschsprachiger Lymphologen (GDL)
Rößlehofweg 2–6
79856 Hinterzarten

Deutsche Gesellschaft für Lymphologie (DGL)
Lindenstraße 8
79877 Friedenweiler

Gesellschaft für Manuelle Lymphdrainage nach Dr. Vodder (GfMLV)
Alleestraße 30
A-6344 Walchsee

Bundesverband Lymphselbsthilfe e.V.
c/o Eva Bimler
Wilhelmstraße 12
35392 Giessen

Wie geht es weiter?
Am Ende der Lektüre werden Ihnen die beschriebenen Krankheitsbilder kein Rätsel mehr sein. Viele Fragen sind beantwortet, doch andere werden auftauchen. Daher gibt es im Internet unter www.weiss.de viele ergänzende Informationen sowie ein Forum, in dem Sie sich mit anderen Betroffenen austauschen können. Zu speziellen Fragen können Sie auch eine E-Mail (anfrage@weiss.de) senden.

Literatur

Földi, Ethel, Földi, Michael und Asmussen, Peter D.: *Das Lymphödem.* Urban & Fischer
Földi, Etelka, Földi, Michael und Kubik, Stefan: *Lehrbuch der Lymphologie für Mediziner und Physiotherapeuten.* Urban & Fischer
Földi, Michael und Stößenreuther, Roman: *Grundlagen der manuellen Lymphdrainage.* Urban & Fischer
Schingale, Franz-Joseph: *Lymphödeme, Lipödeme.* Von Schlütersche
Stößenreuther, R.H.K.: *Lipödem und Cellulitis sowie anderen Erkrankungen des Fettgewebes.* Vitavital

Register

Über den Autor

Dr. med. Thomas Weiss ist Facharzt für Psychotherapie, Psychiatrie sowie Allgemeinmedizin, Psychoanalyse, Naturheilkunde und Umweltmedizin. Seit 1988 arbeitet er in eigener Praxis in Mannheim mit dem Schwerpunkt chronische Erkrankungen und ist Fernseharzt des SWR mit der wöchentlichen TV-Sendung »Praxis Dr. Weiss«. Von ihm erschienen im Südwest Verlag u. a. bereits vier Ratgeber zum Thema »Fibromyalgie«.

Redaktion
Dr. Ulrike Kretschmer

Projektleitung
Dr. Harald Kämmerer, Sabine Gnan

Bildredaktion
Christa Jaeger

Korrektorat
Susanne Langer

Gesamtproducing, Satz
v|Büro – Jan-Dirk Hansen, München

Umschlag
R. M. E. Eschlbeck/ Kreuzer/Botzenhardt

Druck und Bindung
Weber Offset, München

Printed in Germany

ISBN: 978-3-517-08216-5

9817 2635 4453 6271

Weiterführende Informationen

Interessante Links und weitere Hinweise finden sich im Internet unter www.weiss.de.

Impressum

© 2007 by Südwest Verlag, einem Unternehmen der Verlagsgruppe Random House GmbH, 81673 München
Alle Rechte vorbehalten.
Vollständige oder auszugsweise Reproduktion, gleich welcher Form (Fotokopie, Mikrofilm, elektronische Datenverarbeitung oder durch andere Verfahren), Vervielfältigung, Weitergabe von Vervielfältigungen nur mit schriftlicher Genehmigung des Verlags.

Hinweis

Die Ratschläge in diesem Buch sind von Autor und Verlag sorgfältig erwogen und geprüft; dennoch kann eine Garantie nicht übernommen werden. Eine Haftung des Autors bzw. des Verlags und dessen Beauftragten für Personen-, Sach- und Vermögensschäden ist ausgeschlossen.

Bildnachweis

Cover: mauritius images, Mittenwald / Pierre Bourrier
Corbis, Düsseldorf: 34 (Birgid Allig/zefa); IFA-Bilderteam, München: 56 (IPS); jumpfoto, Hamburg: 26 (Kristiane Vey), 60 (M. Sandkühler); mauritius images, Mittenwald: 6 (John Curtis); Novotec Medical: 83; Villa Sana: 75; Südwest-Verlag, München: 76 (M. Nagy)
Grafiken: Theiss Heidolph, Kottgeisering